GERALD HÜTHER

Raus aus der Demenz-Falle!

arkana

Gerald Hüther

RAUS AUS DER DEMENZ FALLE!

Wie es gelingen kann, die Selbstheilungskräfte des Gehirns rechtzeitig zu aktivieren

arkana

3. Auflage
Originalausgabe

in der Verlagsgruppe Random House GmbH,
Neumarkter Straße 28, 81673 München
Lektorat: Christine Stecher
Umschlaggestaltung: ki 36 Editorial Design, München
Umschlagmotiv: fominox/istockphoto
Satz: Satzwerk Huber, Germering
Druck und Bindung: GGP Media GmbH, Pößneck
Printed in Germany
ISBN 978-3-442-34209-9

www.arkana-verlag.de

INHALT

Eine ermutigende Perspektive:

PARADIGMENWECHSEL IN DER MEDIZIN

Wann genau es so weit sein wird, lässt sich jetzt noch nicht vorhersagen. Vielleicht dauert es noch ein oder zwei Jahrzehnte. Aber dass es so kommen wird, ist gegenwärtig bereits absehbar. Wer dann als Suchbegriff »Paradigmenwechsel in der Medizin« in sein Notebook – oder wie immer diese digitalen Geräte dann heißen mögen – eingibt, wird dort einen bemerkenswerten Eintrag finden.

»Ein zu Beginn des 21. Jahrhunderts in Gang gekommener Prozess des Umdenkens, der in kurzer Zeit alle Bereiche der Heilkunde erfasst hat und zu einer grundsätzlichen Neuorientierung nicht nur von medizinischer Forschung und Theoriebildung, sondern vor allem auch der therapeutischen Praxis führte. Bis zur Jahrtausendwende war noch die historisch gewachsene Vorstellung verbreitet, Erkrankungen seien die Folge der Einwirkung schädlicher äußerer

Einflüsse oder im Körper entstandener, angeborener oder im Verlauf des Lebens eingetretener Fehlfunktionen und Störungen. Aus diesem Grund wurde damals mit großem Aufwand versucht, die als objektive Ursachen von Erkrankungen betrachteten Einwirkungen und krankmachenden Veränderungen möglichst früh zu erkennen und sie durch entsprechende Eingriffe abzustellen. Diese aus dem Funktionsmechanismus von Maschinen abgeleitete Betrachtungsweise wurde abgelöst durch die Erkenntnis, dass jeder Organismus grundsätzlich in der Lage ist, von außen stammende oder in seiner inneren Organisation entstandene Störungen durch die Mobilisierung eigener Abwehrkräfte zu unterbinden, zu kompensieren oder auszugleichen. Was bis dahin als eine durch geeignete Verfahren zu bekämpfende Erkrankung betrachtet worden war, erwies sich nun als Folge einer Überlastung oder einer unzureichenden Wirksamkeit der Fähigkeit des Organismus zur Selbstheilung. Aus dieser Erkenntnis erwuchs nicht nur ein neues Verständnis über das Zusammenspiel von krankmachenden und gesundmachenden Prozessen. Es begann sich auch die Erkenntnis durchzusetzen, dass niemand einen Patienten heilen, sondern nur mit größtmöglicher Kompetenz dafür sorgen kann, die Fähigkeit des betreffenden Patienten beziehungsweise seines Organismus zur Selbstheilung wirksam zu stärken.

Diese neue Erkenntnis bedeutete das Ende der Reparaturmedizin. Angedeutet hatte sich der Paradigmenwechsel schon länger. Die ihm zugrundeliegende neue Betrachtungsweise war sogar bereits von Anfang an in der Heilkunde angelegt. Sie wurde auch schon in der Vergangenheit von einzelnen Vertretern immer wieder aufgegriffen und weiterentwickelt. Aber durchsetzen konnte sich dieser Ansatz nicht. Dazu war die ausschließlich auf die Bekämpfung von Krankheiten und die Reparatur gestörter Funktionen oder den Austausch defekter Körperteile orientierte Medizin über lange Zeit viel zu erfolgreich. Kaum jemand hatte es deshalb zu Beginn des 21. Jahrhunderts für möglich gehalten, dass sich ein so tiefgreifender Paradigmenwechsel in der Heilkunde innerhalb eines so kurzen Zeitraumes ereignen könne.«

Das Umdenken fällt uns Menschen nicht leicht. Allein das Nachdenken über irgendeine Entwicklung, die wir beobachten, bereitet uns Mühe. Das hat einen sehr einfachen Grund: Schon im Ruhezustand, also wenn wir überhaupt nichts tun und an nichts denken, verbraucht unser Gehirn etwa zwanzig Prozent der vom Körper bereitgestellten Energiereserven. Sobald wir uns erheben und zu denken anfangen, steigt dieser Energieverbrauch rapide an. Da die innere Organisation und die Arbeitsweise des Gehirns darauf ausgerichtet ist, die dort ablaufenden Prozesse und Beziehungen so zu ordnen, dass möglichst wenig Energie verbraucht wird, ist das Nachdenken oder gar das Umdenken, bildlich gesprochen, nicht das, was unser Gehirn am liebsten macht. Deshalb halten wir uns lieber an das Bewährte und versuchen das beizubehalten, was bisher gut geklappt hat und im Gehirn so gut gebahnt worden ist, dass es nun fast automatisch abläuft. Und je erfolgreicher wir bisher mit einer bestimmten Vorstellung oder Handlungsstrategie vorangekommen sind, desto schwerer fällt uns das Umdenken. Damit wir dazu bereit sind und uns darauf einlassen, muss schon etwas sehr Gravierendes passieren. Es muss etwas geschehen, das diese bewährten alten Denkmuster völlig infrage stellt. Wir müssen ein Problem haben, das sich mit diesem Denkansatz überhaupt nicht lösen lässt. Oder noch einfacher: Wir müssen uns mit unseren bisherigen Vorstellungen und Strategien in eine Falle hineinmanövriert haben, aus der wir so nicht wieder herauskommen.

Aus diesem Grund lautet jetzt die spannende Frage: Was war Anfang des 21. Jahrhunderts so Einschneidendes geschehen? Was war damals der entscheidende kräftige Strahl oder der ausschlaggebende Tropfen, der den Wassereimer der bis dahin von der überwiegenden Zahl von Medizinern geteilten Überzeugungen zum Überlaufen und sogar zum Umkippen brachte? Um eine politische Entscheidung wird es sich dabei nicht gehandelt haben. Es war sicher auch kein Beschluss oder eine Erklärung einer Ärzteversammlung. Es musste wohl etwas gewesen sein, das nicht nur einige wenige Mediziner zum Nachdenken zwang, sondern sehr viele. Möglicherweise also ein Befund, der etwas zutage gefördert hatte, das bis dahin niemand für möglich hielt. Und der ein völlig neues Licht auf eine Erkrankung warf, an der sehr viele Menschen litten und für die es mit den bisher verfolgten Strategien nicht gelungen war, eine wirksame Behandlung zu finden. Krebserkrankungen beispielsweise. Aber auf diesem Gebiet war Anfang des Jahrhunderts nichts Einschneidendes passiert. Wenn also Krebs ausfiel, bliebe nur noch die andere große Plage der Menschheit im 21. Jahrhundert übrig: Demenz. Demenzerkrankungen erfüllen alle Voraussetzungen unserer Überlegungen. Sie breiteten sich damals immer weiter aus und stellten die Gesundheitssysteme vor enorme Herausforderungen. Seit Jahrzehnten war auf diesem Gebiet erfolglos geforscht und nach geeigneten Behandlungsmethoden gesucht worden.

Versuchen wir es einmal, und geben wir in unsere Suchmaschine »Demenz« ein. Das Ergebnis: 5,3 Millionen Treffer. So kommen wir nicht weiter. Also spezifischer: »Demenz, bahnbrechende Studien«. Ziemlich weit oben taucht nun »Nonnenstudie« auf, eine etwas seltsame, salopp wirkende Bezeichnung. Doch dazu gibt es dann noch mehr zu finden. Und beim Lesen wird klar, dass das Ergebnis dieser offenbar recht sorgfältig durchgeführten und nicht so leicht angreifbaren

Untersuchung an Nonnen damals jedes Medizinerhirn in Wallung gebracht haben muss. Denn laut dieser Nonnenstudie gibt es offenbar Personen, deren Gehirn genauso degeneriert und mit Ablagerungen übersät ist wie das von Patienten mit einer schweren Alzheimer-Demenz, bei denen aber – und jetzt halten Sie sich bitte fest – bis ins hohe Alter, bis zu ihrem Tod kein Gedächtnisverlust oder andere Symptome einer Demenz aufgetreten sind.[1]

Das ist nun in der Tat ein Befund, der so ziemlich alles auf den Kopf stellt, was Mediziner und Demenzforscher im vergangenen Jahrhundert geglaubt und zur Grundlage ihrer Suche nach einer wirksamen Behandlung gemacht hatten. Wenn es nicht die objektiv sichtbaren und messbaren Degenerationen und Ablagerungen im Gehirn sind, die eine dementielle Erkrankung mit all ihren Symptomen verursachen, was ist es dann?

Fast zwei Jahrzehnte sind nun schon seit der Veröffentlichung dieser Nonnenstudie vergangen. Das Ungeheuerliche ihrer Ergebnisse beginnt erst jetzt allmählich in das Bewusstsein all jener zu gelangen, die sich mit der Erforschung und Behandlung dementieller Erkrankungen befassen. Aber jeder Paradigmenwechsel – nicht nur in der Medizin, sondern auch in allen anderen Wissenschaftsdisziplinen – beginnt mit einer Beobachtung, die mit den bis dahin für zutreffend erachteten Vorstellungen unvereinbar ist.

Wenn wir also in ein oder zwei Jahrzehnten die anfangs erwähnten Erklärungen zum Suchbegriff »Paradigmenwechsel in der Medizin« bis zum Ende lesen, könnte dort der Hinweis stehen: »*Ausgelöst wurde diese Entwicklung durch die Ergebnisse einer bahnbrechenden Studie auf dem Gebiet der Demenzforschung, die als Nonnenstudie bezeichnet wird.*«

Aber wir leben nicht in der Zukunft. Und dieser große Paradigmenwechsel hat noch nicht stattgefunden. Er ist lediglich jetzt schon absehbar. Und wie bei jedem grundlegenden und tiefreichenden Veränderungsprozess, den eine Wissenschaftsdisziplin, eine Gesellschaft oder auch ein einzelner Mensch durchläuft, wird sich auch in diesem Fall erst im Nachhinein sehr gut beschreiben lassen, wie er seinen Anfang nahm und welche ungeahnte Kettenreaktion er auslöste. Ob es sich dabei, wie im ausgehenden Mittelalter, um ein grundlegend neues Verständnis vom Aufbau unseres Planetensystems handelt oder um die Auflösung des Ostblocks und die friedliche Revolution in der DDR oder um eine endlich vollzogene Trennung von einem anderen Menschen nach vielen Jahren einer unglücklichen und unerfüllten Partnerschaft – immer geht es dabei weniger um die Frage, wie ein so grundlegender und offenbar auch notwendiger Veränderungsprozess im Einzelnen abläuft, sondern warum es so lange dauert, bis er endlich in Gang kommt.

Das gilt auch für den bevorstehenden Paradigmenwechsel in der Medizin. Welche Gründe gibt es dafür, dass eine moderne Gesellschaft mit ihren exzellenten Grundlagenforschern, mit ihren auf dem neuesten Erkenntnisstand ausgebildeten Ärzten, mit ihren weltumspannenden Informationssystemen und ihrem so gut organisierten Gesundheitswesen so lange und mit solch enormem Aufwand an einer einmal entstandenen Krankheitsvorstellung auch dann weiter festhält, wenn sie damit in eine Sackgasse geraten ist? Genau dieser Frage möchte ich in diesem Buch nachgehen, und zwar am praktischen Beispiel der Demenz. Dabei kommt mir als Autor der Umstand zugute, dass ich die Entwicklungen in diesem Bereich nicht als Beteiligter, sondern als Beobachter verfolgen kann.

Weder bin ich Experte auf dem Gebiet der Demenzforschung noch verfüge ich über einschlägige Erfahrungen bei der Behandlung dementieller Erkrankungen. Aber ich befasse mich seit vielen Jahren mit der Frage, was Menschen brauchen, um ihre angeborene Lernfähigkeit nicht zu verlieren und das in ihrem Gehirn angelegte Potential auch noch im Alter zur Entfaltung zu bringen. Vor diesem Hintergrund bin ich besorgt über die wachsende Zahl dementieller Erkrankungen wie auch über die nun schon so lange andauernde Erfolglosigkeit aller bisherigen Bemühungen, diese Entwicklung aufzuhalten. Für beide Phänomene wird von den einschlägigen Experten das zunehmende Alter verantwortlich gemacht, das ein ständig wachsender Anteil der Bevölkerung in den hochentwickelten Gesellschaften seit einigen Jahren erreicht. Aber gibt es nicht auch immer mehr Menschen, die sehr alt werden, ohne irgendwelche Anzeichen einer Demenz zu entwickeln? Ist dann nicht zu vermuten, dass es beim Älterwerden günstigere oder ungünstigere Bedingungen für die Ausbildung einer Demenz gibt? Und wenn das so ist: Warum ändern wir die Bedingungen, unter denen Menschen älter werden, nicht so, dass immer weniger von ihnen eine Demenz entwickeln? Wissen wir nicht, worauf es dafür ankommt, oder sind wir nicht in der Lage, das, worauf es ankäme, auch wirklich umzusetzen? Wieso sind wir überhaupt dazu bereit, die Herausbildung einer Demenz als ein schicksalhaftes und unabwendbares Geschehen zu betrachten?

Das sind nur einige der Fragen, für die ich in diesem Buch nach einer Antwort suche. Vermutlich wird sich darauf auch keine Antwort finden lassen, solange die Herausbildung dementieller Erkrankungen weiterhin als ein Problem betrachtet wird, das allein in den Zuständigkeitsbereich der Medizin gehört und das sich durch die Verbesserung der dort eingesetzten diagnostischen Verfahren und therapeutischen Interventionen oder durch die Einrichtung von geeigneteren Demenzkliniken lösen ließe.

Auch Mediziner können sich irren. Auch sie folgen bisweilen mit ihren diagnostischen und therapeutischen Verfahren anfangs noch sehr überzeugenden Vorstellungen, die sich später als fatale Sackgassen erweisen. Jeder Arzt ist ja unter bestimmten Bedingungen aufgewachsen, zur Schule und zur Universität gegangen und für seine spätere Tätigkeit ausgebildet worden. Dabei hat er sich zwangsläufig auch die dort vorherrschenden Überzeugungen zu eigen gemacht. Er ist zudem eingebettet in ein medizinisches System und hat den dort akzeptierten Vorstellungen zu folgen. Das medizinische System ist selbst wiederum ein Teilbereich eines übergeordneten gesellschaftlichen Systems und kann daher auch nur im Rahmen der in dieser Gesellschaft vertretenen Vorstellungen und Regeln agieren. Sie sind Ausdruck historisch gewachsener, Orientierung bietender Konzepte und Grundüberzeugungen, die sich über Generationen hinweg ausgebreitet haben und der betreffenden Gesellschaftsform ihre jeweilige Struktur und Stabilität verleihen. Diese in Regeln und Gesetze umgesetzten Grundüberzeugungen wiederum bestimmen die Erfahrungen, die Mitglieder der betreffenden Gesellschaft – dazu zählen eben auch die Ärzte – als Heranwachsende, als Erwachsene und als älter werdende Personen machen, und die werden dann als eigene Vorstellungen, Erwartungen und Überzeugungen in ihrem Gehirn verankert.

In dieses auf unterschiedlichen Ebenen ausgeprägte, voneinander abhängige, sich wechselseitig bedingende Gefüge von Vorstellungen und Überzeugungen, von Regeln und Vorschriften ist auch das Phänomen eingebettet, das wir als Demenz bezeichnen. Und Sie beginnen jetzt vielleicht schon zu erahnen, warum es so lange dauert, bis sich innerhalb eines solchen Gebildes historisch entstandener und miteinander verflochtener Vorstellungen und Interessen eine neue Erkenntnis ausbreiten und schließlich sogar einen Paradigmenwechsel bewirken kann. Gelingen kann das nur, wenn diese neue Erkenntnis die bisher für zutreffend erachteten Vorstellungen nicht nur auf einer Ebene – im Fall der Demenz also innerhalb der Medizin –, sondern gleichzeitig auch auf allen anderen Ebenen hinreichend tief und nachhaltig zu erschüttern vermag. Genau das möchte ich mit diesem Buch versuchen, indem für die Herausbildung dementieller Erkrankungen nicht länger irgendwelche Ablagerungen im Gehirn verantwortlich gemacht werden, sondern sehr ungünstige, im Gehirn sehr vieler Menschen abgelagerte Vorstellungen. Damit stelle ich freilich bisher als selbstverständlich betrachtete Grundannahmen nicht nur in der gegenwärtigen Medizin, sondern auch in der gegenwärtigen Gesellschaft infrage. Aber das nehme ich gern in Kauf, wenn zumindest einige Leser und Leserinnen auf die Idee kommen, ihre bisherigen Überzeugungen und ihre daraus abgeleitete und damit begründete Lebensweise zu überdenken.

Die Hoffnung, dass mir das gelingt, schöpfe ich aus dem Umstand, dass wir Menschen nicht über genetisch programmierte und von Anfang an in unserem Gehirn verankerte neuronale Netzwerke verfügen, die unser Verhalten steuern. Die enorme Lernfähigkeit unseres Denkorgans ermöglicht es uns, auf einen gesunden Entwicklungspfad zurückzufinden, wenn wir mit unseren Vorstellungen einen Irrweg beschritten haben. Wir sind und bleiben deshalb Suchende. Und dabei laufen wir ständig Gefahr, mit den bei dieser Suche entwickelten Vorstellungen in eine Falle zu geraten. Das Einzige, was uns davor bewahren kann, ist unsere Fähigkeit, aus den einmal gemachten Fehlern zu lernen, wie es besser gewesen wäre. Genau das, was wir dabei lernen, kann uns aber helfen, künftig solche und ähnliche Irrtümer und Fehlentwicklungen zu vermeiden. Dazu möchte ich Sie mit diesem Buch sehr herzlich einladen, auch ein wenig ermutigen, und vielleicht gelingt es mir sogar, Sie zu inspirieren, Ihr Leben und Ihr Zusammenleben mit anderen künftig so zu gestalten, dass Sie glücklich und ohne Demenz älter werden können.

Die lange Kette aufeinander aufbauender Demenzvorstellungen:

AUCH THEORIEN KÖNNEN ALT UND DEMENT WERDEN

Sie können es ja selbst einmal ausprobieren und jemanden aus Ihrem Bekanntenkreis fragen, was eine Demenz ist. Wahrscheinlich werden Sie zunächst etwas befremdlich angeschaut, so als könnten Sie nicht bis drei zählen. Aber dann bekommen Sie doch eine mehr oder weniger ausführliche Antwort. Wer in unserem Kulturkreis aufgewachsen ist, hat auch irgendwo schon einmal etwas über Demenz gehört oder gelesen: im Gespräch mit anderen, in Büchern oder Zeitschriften, im Radio oder Fernsehen oder im Internet. Eine gewisse Grundkenntnis über Demenz gehört in unserer modernen Informationsgesellschaft zum Allgemeinwissen. Das war vor fünfzig Jahren in geringerem Umfang auch schon so, aber vor hundert Jahren definitiv nicht. Damals nannten die Leute das, was heute Demenz heißt, noch Altersschwachsinn, und sie hatten keine Ahnung, warum der Opa oder die Oma das bekommen hatte.

Dabei hatte Alois Alzheimer schon 1906 beschrieben, wie desolat das Gehirn von völlig verwirrten Leuten mit diesem Altersschwachsinn aussieht: erheblich geschrumpft und völlig durchlöchert mit lauter abgebautem Nervengewebe, den sogenannten Plaques.[2] Aber damals gab es eben auch all diese modernen Medien noch nicht, über die wir heute innerhalb weniger Stunden informiert werden, wenn irgendein Demenzforscher irgendwo auf der Welt etwas Wichtiges über diese Erkrankung herausgefunden hat. Und die Leute hielten vor einem Jahrhundert – wie in all den vielen Jahrhunderten davor – den Verlust des Gedächtnisses auch noch nicht für eine Krankheit. Zudem wurden die Menschen damals nur selten sehr alt. Deshalb gab es auch nicht so viele, die das bekamen. Aber gegeben hatte es den Altersschwachsinn schon immer, sogar schon zu Pharaos Zeiten vor ein paar Tausend Jahren.[3]

Eines war jedoch schon damals genauso wie heute: All das, was die Experten, die sich mit diesem Phänomen nachlassender Geisteskraft beschäftigten, herausgefunden hatten, gaben sie an ihre Nachfolger weiter. Auf diese Weise ist eine lange Kette irgendwann einmal entwickelter und anschließend nacheinander darauf aufbauender Vorstellungen entstanden. Deren Anfangsglieder waren ursprünglich auch gar nicht von Ärzten, sondern vorwiegend von Philosophen geschmiedet worden.

Es war der griechische Philosoph und Naturforscher Aristoteles, der die Vorstellung entwickelt hatte, das Alter sei so etwas wie eine natürliche Krankheit, die zwangsläufig mit der Herausbildung einer Reihe von Krankheitssymptomen einhergehe. Dazu zählte auch schon für ihn die Unvernunft *(anoia)*, die zweitausend Jahre später dann seniler Schwachsinn hieß. Unsere heutigen Experten nennen sie nun Demenz, und wie damals schon Aristoteles gehen sie noch immer davon aus, dass es sich dabei um eine altersbedingte Erkrankung handelt.

Nicht immer hat diese transgenerationale Überlieferung von Krankheitsvorstellungen so reibungslos und so widerspruchslos funktioniert wie in diesem Fall. Manchmal kam es irgendwann in dieser Kette auch zu einem Riss, bedingt durch Entdeckungen, die alles infrage stellten, was von den bis dahin noch maßgeblichen Experten für völlig zutreffend gehalten worden war. Solche Kettenabbrüche waren Wendepunkte des bis dahin tradierten Krankheitsverständnisses. Die Entdeckung von Krankheitserregern und von Antibiotika beispielsweise brachte das ganze bisherige Theoriegebäude über Körpersäfte und göttliche Strafen zum

Einsturz. Was dann folgte und welche Auswirkungen so ein Paradigmenwechsel nicht nur für die Medizin, sondern für die gesamte Gesellschaft hatte, lässt sich besonders eindringlich am Beispiel der Syphilis nachverfolgen.[4]

Im Fall der bisher vertretenen Vorstellungen über die Ursachen der Herausbildung dementieller Erkrankungen ist es allerdings bisher zu solch einem Kettenriss noch nicht gekommen. Hier halten die Experten nach wie vor hartnäckig an den von ihren Vorgängern und deren Vorgängern entwickelten Vorstellungen fest. Manche suchen nach immer besseren diagnostischen Verfahren, um noch genauer und frühzeitiger als bisher feststellen zu können, ob jemand eine Demenz hat oder dabei ist, eine zu bekommen. Meist verwenden sie dafür Testverfahren, die inzwischen recht gut Aufschluss darüber geben, was die betreffenden Patienten noch können und bei welchen Aufgaben ihr Gehirn nicht mehr so funktioniert, wie das bei Personen ihres Alters im Durchschnitt der Fall ist. Diese sogenannten Demenztests sind inzwischen gut validiert und standardisiert und werden überall in der Welt eingesetzt.[5]

Eine zweite Gruppe von Experten sind die Demenzforscher. Sie sind auf der Suche nach den Ursachen der im Gehirn stattfindenden Abbauprozesse. Bei Patienten nutzen sie dafür sogenannte bildgebende Verfahren wie Computertomographie oder funktionelle Kernspinresonanztomographie. Mit deren Hilfe können sie feststellen, wie weit diese Abbauprozesse im Gehirn bereits fortgeschritten sind und welche Bereiche davon am stärksten betroffen sind. Manche suchen auch im Blut oder anderen Körperflüssigkeiten nach Veränderungen, die mit den kognitiven Einbußen einhergehen. Diese Forscher hoffen, dass sich derartige Veränderungen bereits vor dem Auftreten der kognitiven Einbußen nachweisen lassen. Alle paar Jahre wird darüber berichtet, dass nun endlich so ein »Marker« gefunden worden sei, aber bisher haben sich all diese Entdeckungen doch als unbrauchbar erwiesen.

Außerdem gibt es weltweit noch einige Tausend Grundlagenforscher – Experten auf dem Gebiet der Neurobiologie, Neurophysiologie, Neurochemie, Molekularbiologie oder Genetik –, die mit ihren jeweiligen Verfahren und experimentellen Ansätzen herauszufinden versuchen, weshalb und wie es im Gehirn zu solchen Abbauprozessen kommt.

Die mit Abstand größte Gruppe von Demenzforschern aber bilden all jene Experten, die nach geeigneten Medikamenten suchen, um die im Gehirn ablaufenden Abbauprozesse zu stoppen. Sie sind entweder in den Forschungslaboren großer Pharmaunternehmen beschäftigt, oder sie arbeiten in Forschungsinstituten und Universitäten an entsprechenden Projekten, die meist von der Pharmaindustrie direkt oder indirekt unterstützt werden.[6] Auch aus dieser Expertengruppe wird in etwa zweijährigen Abständen immer wieder einmal ein großer, entscheidender Durchbruch verkündet und über die Medien verbreitet. Aber den für solch eine bahnbrechende Entdeckung dann wohl kaum ausbleibenden Nobelpreis hat bisher eben auch noch niemand bekommen.

So sind durch die Arbeiten auf all diesen verschiedenen Gebieten der Demenzforschung bis heute ständig neue und immer detailliertere Glieder an die lange Kette angefügt worden, deren Anfänge bis zu den von Alois Alzheimer beschriebenen degenerativen Veränderungen im Gehirn und den von Aristoteles entwickelten Vorstellungen über das Alter als Krankheit zurückreichen.

Vor allem in den letzten zwei Jahrzehnten ist eine Reihe neuartiger Analyseverfahren entwickelt und eingesetzt worden, mit deren Hilfe der Abbau von Hirngewebe, die Bildung und Ablagerung von Abbauprodukten in Nervenzellen, der Verlust von Nervenzellfortsätzen und der Untergang von Nervenzellen noch viel detaillierter untersucht und beschrieben werden kann als je zuvor. Noch nie wussten die Experten so genau, wie beispielsweise die Prozessierung von Aß-Proteinen oder die Expression und posttranslationale Modifikation von Serinproteasen in Nervenzellen abläuft und zu welchen Unregelmäßigkeiten und Störungen es dabei kommen kann.[7]

Im gleichen Zeitraum ist es durch den Einsatz von Computertomographie und funktionellen Kernspinverfahren gelungen, den Verlauf der Abbauprozesse bei Demenzpatienten sehr genau zu verfolgen und diejenigen Bereiche des Gehirns zu identifizieren, in denen diese Veränderungen beginnen und am raschesten voranschreiten.[8] Die wichtigsten der mit diesen bildgebenden, zell- und molekularbiologischen Untersuchungen gewonnenen Erkenntnisse sind dann auch über die Medien verbreitet und einer breiten Öffentlichkeit vorgestellt worden. Ein beträchtlicher Anteil der Bevölkerung in den hochentwickelten Ländern weiß deshalb zumindest in groben Zügen, was im Gehirn eines dementen Patienten passiert; zum Teil sogar, wie die Abbauprozesse von Nervengewebe ablaufen. Zwangsläufig hat sich auf diese Weise die Vorstellung der Experten auch in den Köpfen dieser medizinischen Laien verfestigt. Die meisten Menschen in unserem Kulturkreis betrachten die so genau beschreibbaren Abbauprozesse deshalb auch als die logische Ursache für die Herausbildung einer Demenz, das heißt für die Leistungseinbußen des Gehirns und für den fortschreitenden Gedächtnisverlust dieser Patienten.[9]

Wenn die Kette von Erklärungskonzepten plötzlich reißt:

DIE GEFAHREN DES ERFOLGS UND DIE CHANCEN DER RATLOSIGKEIT

Mitten in diese Phase der zunehmend detaillierter werdenden Erforschung der im Gehirn von Demenzpatienten ablaufenden Abbauprozesse platzte Anfang dieses Jahrhunderts die Veröffentlichung der Ergebnisse einer Untersuchung, die ein US-amerikanischer Epidemiologe in den achtziger Jahren des vergangenen Jahrhunderts begonnen und nun abgeschlossen hatte: die sogenannte Nonnenstudie.

Über einen Zeitraum von zwei Jahrzehnten hatte dieser Forscher, David Snowdon, mit etwa sechshundert bereits über siebzigjährigen Nonnen aus verschiedenen Klöstern in den USA jährlich die international anerkannten standardisierten Demenztests durchgeführt. Nur sehr wenige der auf diese Weise bis zu ihrem Tod untersuchten Nonnen zeigten in den Tests

Anzeichen einer Demenz. Die dann bei den verstorbenen Nonnen durchgeführten Untersuchungen von Abbauprozessen in den Gehirnen ergab jedoch, dass dort ebenso häufig degenerative Veränderungen nachweisbar waren wie bei der Normalbevölkerung. Mit anderen Worten: Obwohl manche dieser Nonnen sogar ein ähnlich stark degeneriertes Gehirn wie die von Alois Alzheimer beschriebenen Patienten hatten, zeigten diese Nonnen keine Anzeichen einer Demenz.[10]

Das war ein schwerer Schuss vor den Bug der bisher von den Demenzexperten vertretenen Vorstellungen. Geradezu ein Volltreffer, denn dieser Befund bedeutete ja nichts anderes, als dass es offenbar Personen gibt, die gar keine Demenz entwickeln, obwohl ihr Gehirn doch genauso stark geschädigt und degeneriert ist wie das von völlig dementen Patienten. Noch deutlicher: Die im Gehirn nachweisbaren Abbauprozesse können gar nicht die Ursache für die Herausbildung einer Demenz sein.

Das gesamte bisherige Erklärungskonzept der Experten war nun durch die Ergebnisse dieser einzigartigen Studie erschüttert worden. Auch die Suche nach Medikamenten, die diese Abbauprozesse im Gehirn hemmen sollten, zielte folglich in eine falsche Richtung. Die Demenzforscher waren mit ihren bisher für zutreffend gehaltenen Konzepten in eine Sackgasse geraten – vor allem diejenigen, die gehofft hatten, die Herausbildung einer Demenz durch noch frühere und noch bessere diagnostische Verfahren zum Nachweis dieser Abbauprozesse und entsprechend früher einsetzende Behandlungen verhindern zu können.

Von der sich daraufhin unter den Experten ausbreitenden Ratlosigkeit hat damals allerdings kaum jemand etwas bemerkt. In den Medien wurde über diesen sensationellen Befund nicht berichtet, und die Experten machten das, was alle Menschen zunächst als Bewältigungsstrategie einsetzen, wenn sie mit etwas konfrontiert werden, das in keiner Weise mit ihrer bisher vertretenen Vorstellung vereinbar ist: Sie versuchten zunächst, die Ergebnisse dieser Nonnenstudie infrage zu stellen. Und als ihnen das nicht gelang, weil die Nonnenstudie alle Kriterien einer wissenschaftlich objektiven Untersuchung erfüllte, ignorierten sie das Ganze. Sie machten weiter wie bisher, so als hätte es diesen Befund nie gegeben. Kurzfristig mag das funktionieren, aber langfristig spricht sich solch eine Entdeckung letztlich doch irgendwie herum und beginnt das gesamte bisher errichtete Theoriegebäude in seinen Grundannahmen zu unterhöhlen. Dann kommen auch die Experten nicht mehr umhin, ihre bisherigen Annahmen zu hinterfragen und andere, mit diesen neuen Befunden besser übereinstimmende Vorstellungen und Konzepte zu entwickeln.

Auch Expertenköpfe sind rund, damit das Denken seine Richtung ändern kann:

NEUE ERKENNTNISSE VERLANGEN NEUE ERKLÄRUNGEN

Wer zu ahnen beginnt, dass er sich im Wald verlaufen hat und auf einem Holzweg gelandet ist, sollte nicht versuchen, sich nach Gutdünken weiter geradeaus durchs Gebüsch zu schlagen. Der muss wieder dorthin zurückkehren, wo er sich verlaufen hat. Auf schlecht ausgeschilderten Wanderwegen ist diese Stelle oft nicht so leicht wiederzufinden, weil der Holzweg bisweilen viel breiter und ausgefahrener ist als die zielführende Route.

Lassen Sie uns einmal gemeinsam danach suchen, wo die Demenzforscher diese zielführende Route verlassen haben. Zurückblickend lässt sich feststellen, dass es einmal eine Zeit gab, in der auch Naturforscher noch davon ausgingen, dass eines der wesentlichen Kennzeichen des Lebendigen ein fortwährendes Gleichgewicht von Entstehen und Vergehen, von Neubildung und Untergang, von Regeneration und Degeneration ist. Auf unser menschliches Gehirn übertragen heißt das nichts anderes, als dass es auch dort einerseits zu einem ständigen Vergehen kommt, also zu einem ständigen Abbau bereits entstandener Nervenzellen, Nervenzellfortsätze und synaptischer Kontakte. Andererseits sollte aber das auf diese Weise Verlorengegangene an anderer Stelle und auf andere Weise wieder neu herausgebildet werden können. Neuroplastizität heißt dieses Phänomen, für dessen Entdeckung die beiden Hirnforscher David H. Hubel und Torsten Nils Wiesel schon 1981 den Nobelpreis bekommen haben. Anschließend hat es allerdings noch einmal etwa dreißig Jahre gedauert, bis die Gültigkeit dieses allgemeinen Entwicklungsprinzips auch von den Neurobiologen akzeptiert und auf das menschliche Gehirn übertragen wurde. Besonders schwer fiel das all jenen, die sich weniger mit dem sich noch in der Entwicklung befindlichen Gehirn, sondern mit dem damals als »fertig« und »ausgereift« betrachteten Gehirn von Erwachsenen befassten. Anfang der neunziger Jahre des vergangenen Jahrhunderts waren diese Neurobiologen deshalb noch aus allen Wolken gefallen, als die ersten Befunde über Umbau- und Reorganisationsprozesse auf der Ebene neuronaler Verschaltungsmuster im Gehirn von Erwachsenen bekannt wurden. Seit der Entdeckung von

Nervenzellen und der histologischen Darstellung ihrer Verknüpfungen am Ende des 19. Jahrhunderts durch Camillo Golgi und Santiago Ramon y Cajal waren sie fast alle deren Vorstellung gefolgt, dass es im Gehirn einer erwachsenen Person nur noch zum Abbau der einmal während der Hirnentwicklung herausgebildeten Nervenzellverknüpfungen kommen könne. Die Herausbildung neuer synaptischer Kontakte, das Auswachsen von Nervenzellfortsätzen, die Entstehung neuer Nervenzellverknüpfungen oder gar die Neubildung von Nervenzellen im erwachsenen Gehirn waren in dieser Theorie nicht vorgesehen.

Sogar der Gedanke, dass es so etwas geben könnte, war noch in den achtziger Jahren des letzten Jahrhunderts tabu. Es war damals einfach nicht vorstellbar, und danach wurde deshalb auch nicht gesucht. Das Einzige, was von einem ausgereiften Gehirn gemäß dieser Vorstellungen noch zu erwarten war und wodurch es sich später noch verändern könnte, war der Abbau, die Degeneration.

Aber als es Anfang der neunziger Jahre mit Hilfe der Computertomographie möglich wurde, im Gehirn von erwachsenen Personen solche Umbauprozesse nachzuweisen, kamen sie endlich, diese damals für die meisten Hirnforscher atemberaubenden Befunde: Reorganisation kortikaler sensomotorischer Verschaltungsmuster nach Amputation von Extremitäten, Neubildung von Nervenzellvernetzungen durch das Erlernen des Jonglierens, des Klavierspielens, des Schwimmens oder Radfahrens.[11] Das plastische, regenerative Potential des Gehirns von Erwachsenen war offensichtlich weitaus größer als bisher gedacht. Zeitlebens, sogar bis ins hohe Lebensalter, ist das menschliche Gehirn in der Lage, seine einmal herausgeformten Nervenzellverknüpfungen und Verschaltungsmuster an veränderte Nutzungsbedingungen anzupassen, neue Nervenzellkontakte herzustellen, neue Nervenfortsätze auszuwachsen und sogar neue Nervenzellen zu bilden.

Diese Erkenntnis war die absolute Sensation. Damit hatte niemand gerechnet. Sie warf so ziemlich alles über den Haufen, was es bisher an Theorien über Lernprozesse und die neuronale Verankerung von Erfahrungen im Erwachsenenalter gab. Ein riesiges Tor für neue Erklärungen und Forschungsansätze hatte sich sperrangelweit geöffnet. Nur die Begeisterung sehr vieler Experten über diese neuen Entdeckungen hielt sich in Grenzen. Diese Befunde passten so gar nicht zu ihren Vorstellungen und den von ihnen verfolgten Konzepten.

Vor allem all jene Forscher, die bisher davon ausgegangen waren, dass aus irgendwelchen Gründen entstandene Störungen im Gehirn nur noch durch entsprechende Notlösungen wie die Verabreichung von Medikamenten einigermaßen reparierbar waren, konnten mit diesen neuen Vorstellungen über die Regenerations- und Umbaufähigkeit des Gehirns kaum etwas anfangen. Und diese Experten waren damals noch in der Überzahl. Sie verfügten als Lehrstuhlinhaber oder als Direktoren von Forschungsinstituten, als Herausgeber von Fachzeitschriften und als Verantwortliche für Fachgesellschaften und Fachkongresse über erheblichen Einfluss. Was die experimentellen Hirnforscher als Durchbruch feierten, betrachteten sie zunächst mit großer Skepsis. Das galt sogar für die ersten Befunde, die gezeigt hatten, dass es Schlaganfallpatienten gibt, deren gesamter linker Kortex aufgrund der durch einen Gefäßverschluss unterbrochenen Blutversorgung abgestorben, degeneriert und funktionsuntüchtig geworden war und die all diese verlorengegangenen Fähigkeiten weitgehend wiedererlangt hatten. Und zwar deshalb, weil sich in ihrem noch gesunden rechten Kortex entsprechende neue Verschaltungsmuster für die Steuerung dieser Funktionen herausgebildet hatten.[12]

Wenn sogar ein »halbes Gehirn« durch plastische, regenerative Wiederaufbauprozesse der noch verbliebenen anderen Hälfte ersetzbar war, weshalb sollte es dann nicht möglich sein, die im Gehirn von älteren Personen auftretenden Abbauprozesse durch eine Neubildung von Nervenzellverknüpfungen an anderen Stellen zu kompensieren? Das war doch nun die entscheidende Frage.

Dann wurden die Ergebnisse der Nonnenstudie bekannt. Die schrien geradezu nach einer Erklärung. Aber dieser Ruf verhallte weitgehend ungehört. Zu befremdlich und gänzlich unvereinbar mit dem, was den meisten Demenzforschern bisher als logische Erklärung für die Herausbildung einer Demenz gegolten hatte, klang das, was dieser amerikanische Epidemiologe herausgefunden haben wollte: Hochbetagte, die bis zu ihrem Tod keinerlei Anzeichen von Gedächtnisschwund oder andere Demenzsymptome zeigten, obwohl ihr Gehirn genauso stark degeneriert und mit Ablagerungen übersät war wie das der von Alois Alzheimer untersuchten schwerkranken Demenzpatienten. Einfach unvorstellbar. Jedenfalls für all jene, die nach wie vor unerschütterlich davon überzeugt waren, dass das Gehirn mit zunehmendem Alter nur fortschreitend degenerieren könne – und die den Gedanken, dass alles Leben sich in diesem Wechselspiel von Werden und Vergehen, von Neubildung und Abbau vollzieht, dem Fachgebiet von Poeten, nicht aber dem von Neurologen und Psychiatern zuordneten.

Zwar gab es eine Vielzahl von Hirnforschern, die mit ihren Untersuchungen all die neuen Erkenntnisse über die lebenslange Plastizität des menschlichen Gehirns zutage gefördert und gezeigt hatten, dass dort auch im Alter noch neue Nervenzellfortsätze auswachsen, neue Verknüpfungen herausgebildet und sogar noch neue Nervenzellen gebildet werden können. Aber sie kamen fast alle aus dem Bereich der neurobiologischen Grundlagenforschung. Sie waren keine Demenzforscher und fanden es weitaus attraktiver, das neuroplastische Potential des Gehirns weiter zu erkunden, als diese alten Vorstellungen über die Entstehung von Demenzen zu hinterfragen – und sich damit womöglich eine Menge Ärger einzuhandeln.

Dabei lag die Erklärung für die Befunde der Nonnenstudie doch auf der Hand: Die Abbauprozesse im Gehirn der Ordensfrauen waren zwar ähnlich stark ausgeprägt wie in der Normalbevölkerung, also wie bei Personen vergleichbaren Alters, die ihr Leben nicht in einem Kloster, sondern draußen, in der »normalen« Welt verbracht hatten. Aber anders als bei den Personen dieser »Normalbevölkerung« war das Gehirn dieser Nonnen offenbar noch in der Lage, die mit solchen Abbauprozessen einhergehenden Defizite durch eine verstärkte Neubildung von Nervenzellverknüpfungen in noch intakten Bereichen ihres Gehirns zu kompensieren. Die von David Snowdon untersuchten Nonnen verfügten also noch über das dazu erforderliche neuroplastische Potential. Die »normalen« Alten, die ihr Leben außerhalb eines solchen Klosters verbracht hatten, mussten diese Plastizität und Regenerationsfähigkeit des Gehirns also aus irgendwelchen Gründen eingebüßt haben.

Biologisch ließ sich diese Vermutung schon damals recht gut begründen: Der Abbau von Nervenzellkontakten, von Nervenzellfortsätzen und auch von Nervenzellen ist ein ziemlich einfacher Prozess. Er läuft selbst unter ganz normalen Lebensbedingungen ständig ab, beschleunigt sich aber erheblich, wenn sich diese Bedingungen verschlechtern. Beispielsweise im Alter, wenn die Blutversorgung des Gehirns nicht mehr optimal ist. Der Wiederaufbau verlorengegangener Verknüpfungen ist viel schwieriger. Er kann nicht gelingen, wenn im Gehirn Bedingungen herrschen, die für solche regenerativen Umbauprozesse nicht günstig sind, die sie eher behindern als unterstützen. Das ist nicht nur der Fall, wenn das Gehirn unzureichend mit Blut, vor allem unzureichend mit Glukose und Sauerstoff versorgt wird. Neuroplastische Umbauprozesse kommen auch dann nicht mehr so recht in Gang, wenn nicht mehr allzu viel Neues passiert, wenn es immer weniger gibt, für das es sich anzustrengen lohnt, wenn nur noch selten neue Herausforderungen bewältigt werden und deshalb auch die Freude am eigenen Entdecken und Gestalten nachlässt. Noch ungünstiger werden die Bedingungen für neuroplastische Umbauprozesse und damit für die Regenerationsfähigkeit des Gehirns, wenn es den betreffenden Personen nicht gut geht, wenn sie Probleme haben, die sie nicht bewältigen können, wenn sie sich unter Druck gesetzt fühlen und Angst haben und es deshalb zur Aktivierung einer Reihe von Notfallreaktionen kommt, die als Stressreaktion bezeichnet wird. Unter solchen Bedingungen klappt die Neubildung von Nervenzellen sowie von Nervenzellfortsätzen und -kontakten gar nicht mehr.

Das alles gilt aber nicht nur für das Gehirn. Auch Wunden heilen schlechter, Knochenfrakturen wachsen langsamer wieder zusammen, und nach Operationen erholen sich die Patienten viel schlechter, wenn es ihnen aus irgendwelchen Gründen nicht gut geht. Auf den Punkt gebracht heißt das: Abbau- und Degenerationsprozesse funktionieren immer, und je ungünstiger die Bedingungen, desto schneller schreiten sie voran. Neubildungs- und Regenerationsprozesse hingegen gelingen nur unter sehr günstigen Bedingungen.

Im Grunde wissen wir das ja alle: Es ist leicht, etwas zu zerstören – und je komplexer es ist, desto schneller geht es kaputt. Aber um etwas wieder aufzubauen, vor allem, wenn es sehr komplex ist, braucht man sehr viel Geduld und Muße, also äußerst günstige Bedingungen, bloß keinen Druck oder gar Stress. Es muss einem also richtig gut gehen, sonst gelingt es nicht.

Diese banale Erkenntnis können wir nun auf die Ergebnisse der Nonnenstudie anwenden. Sie hat gezeigt, dass es auch im Gehirn dieser Ordensfrauen ebenso häufig wie in der Normalbevölkerung zu ähnlich starken Degenerationen kommt. Der Umstand, dass sie weitgehend von all dem abgeschirmt sind, was uns allen tagtäglich zu schaffen macht, bewahrt ihr Gehirn aber nicht vor den dort ablaufenden Abbauprozessen. Wenn sie älter oder sogar sehr alt werden, können auch Klostermauern sie davor nicht schützen – aber sie bekommen davon keine Demenz. Offenbar sind die Bedingungen, unter denen sie in dieser Gemeinschaft leben, für ihr Gehirn hinreichend günstig, um die im Abbau befindlichen Strukturen in anderen, noch intakt gebliebenen Bereichen wieder aufzubauen. Diese Bereiche werden dadurch nicht zwangsläufig auch größer, aber es entstehen dort sehr filigrane neue Vernetzungen. Um diese neuen feinen Vernetzungen sichtbar und messbar zu machen, bedarf es hochauflösender elektronenmikroskopischer Verfahren und komplizierter Analysen von Veränderungen der Dichte synaptischer Kontakte in den betreffenden Regionen. Mit diesen Methoden nachweisbar sind solche Neubildungen dann aber auch nur bei solchen Personen, die trotz massiver Degenerationen in ihrem Gehirn keine Demenz bekommen haben. Da die Demenzexperten so lange davon ausgingen, dass es solche Fälle gar nicht geben könne, hatten sie bisher auch keine Veranlassung, nach solchen Neubildungen zu suchen.

Es bleibt alles graue Theorie, was sich nicht in der Praxis bewährt:

NEUE ERKLÄRUNGEN ÄNDERN DIE SICHT AUF DIE EIGENE LEBENSGESTALTUNG

Der Nachweis neuroplastischer Regenerations- und Kompensationsprozesse im Gehirn solcher sehr alt, aber nicht dement gewordenen Personen, zu denen diese Nonnen zählen, wird in den nächsten Jahren sicher gelingen. Viel spannender aber ist die Suche nach einer Antwort auf die Frage, wodurch sich ihr Leben von demjenigen »normal« alternder Menschen unterscheidet und weshalb in ihrem Gehirn Bedingungen herrschen, die solche neuroplastischen Kompensationen ermöglichen. Weshalb schafft es das Gehirn dieser Nonnen, nicht aber das von Menschen, die so leben und älter werden wie wir Normalbürger?

Klar, die Nonnen sind hinter ihren Klostermauern weitgehend abgeschirmt von all den Problemen, die uns tagtäglich belasten. Nonnen sind weder verheiratet noch müssen sie eigene Kinder großziehen. Sie arbeiten nicht für Geld und wollen auch keine Karriere machen, um es im Leben zu etwas zu bringen. Ihr Leben ist einfach, und sie brauchen keine materiellen Besitztümer anzuhäufen und zu bewahren. Wahrscheinlich haben sie auch keine Angst vor einer ungesunden Ernährung oder Lebensweise. Jedenfalls machen sie deshalb keine Diätkuren und auch keine Fitnessprogramme. Dafür führen sie ein – wie sie es ausdrücken – gottgefälliges und sinnerfülltes Leben und fühlen sich vor allem beschützt, was sie bedrohen könnte. Das gilt vielleicht nicht für alle Nonnen und für jedes Nonnenkloster, aber doch wohl für die meisten.

Interessanterweise – auch das hat die Nonnenstudie offenbart – zeichneten sich diejenigen Nonnen, die trotz der in ihrem Gehirn nachweisbaren strukturellen Defizite keine Demenz entwickelten, durch etwas aus, das gar nichts mit dem Klosterleben zu tun hatte: Bereits bei ihrem Eintritt in das Kloster als junge Frauen waren sie geistig besonders rege und vielseitig interessiert gewesen; sie hatten sich schon viele unterschiedliche Kompetenzen angeeignet und waren zu selbstbewussten und umsichtigen Persönlichkeiten herangereift.

So hat die Nonnenstudie gleich zwei voneinander unabhängige Gründe freigelegt, die eine Entfaltung des neuroplastischen Potentials und der darauf beruhenden Regenerationsfähigkeit des alternden Gehirns ermöglichen: Einerseits bedarf es dafür besonders günstiger Erfahrungen während der Kindheit und Jugend. Dazu zählen auch solche, die es einem Heranwachsenden ermöglichen, sich nicht einfach nur möglichst viel Schul- und Fachwissen anzueignen, sondern auch vielfältige Kompetenzen zu erwerben und zu selbstbewussten und umsichtigen Persönlichkeiten heranzureifen. Wir werden uns später noch genauer anschauen, welche Art von Erfahrungen Kinder und Jugendliche vor allem brauchen, um diese Fähigkeiten zu entwickeln. Was aber an dieser Stelle schon erwähnt werden muss, ist die in den letzten Jahren gewonnene Erkenntnis, dass Demenzen seltener bei Personen auftreten, die über eine besonders gute Bildung verfügen.[13]

Der zweite Grund, der ebenso wichtig für die Aufrechterhaltung des neuroplastischen Potentials bis ins hohe Lebensalter zu sein scheint, ist in den besonderen Lebensbedingungen und der besonderen Lebensweise zu suchen, die in Klöstern mit größerer Wahrscheinlichkeit zu finden sind als draußen in der »normalen« Welt. Und wenn wir das, was eine junge Frau bei ihrem Eintritt in ein Kloster mitbringt, als ihren besonderen »Bildungsschatz« betrachten, so wäre zu vermuten, dass ihr dieser Schatz dann unter den im Kloster herrschenden Bedingungen auch nicht so einfach verlorengeht.

Hilfreich für das Verständnis dieser besonderen, aber nicht ganz leicht zu fassenden Bedingungen ist der Umstand, dass sie nicht nur seltener zu Demenzen führen, sondern dass Nonnen wie übrigens auch Mönche auch seltener krank werden. Sie bekommen vor allem seltener all jene Erkrankungen, die so gern als »Zivilisationskrankheiten« bezeichnet und mit dem ungesunden Lebensstil der Menschen in den hochentwickelten Gesellschaften in Zusammenhang gebracht werden: Diabetes, Hypertonie, Adipositas, chronische Schmerzen, Haltungsschäden und was hier noch alles dazugehört.[14]

Mit der Frage, was Menschen krank macht, befasst sich ein ganzes Forschungsgebiet der Medizin, die Pathologie, schon seit Langem. Was aber Menschen dazu befähigt, auch dann gesund zu bleiben, obwohl sie all diesen krankmachenden Einflüssen ausgesetzt sind – oder besonders schnell wieder gesund zu werden, wenn sie krank geworden sind –, wird erst seit wenigen Jahren genauer untersucht. Das dabei entstandene Forschungsgebiet wird als Salutogenese (von lat. *salus* = Gesundheit und griech. *genesis* = Entstehung) bezeichnet.[15]

Der Medizinsoziologe Aaron Antonovsky hat in umfangreichen Untersuchungen herausgefunden, was ausschlaggebend dafür ist, ob eine Person seltener krank und schneller wieder gesund wird. Bezeichnenderweise handelt es sich dabei nicht um bestimmte objektiv beschreibbare Gegebenheiten, sondern um ein subjektiv empfundenes Gefühl. Kohärenzgefühl hat es Antonovsky genannt. Es ist das persönliche Empfinden, das eine Person hat, wenn all das, was sie tagtäglich erlebt, wovon sie erfährt und was sie wahrnimmt, gut zu ihren eigenen Erwartungen passt. Noch präziser: Dieser Mensch fühlt sich als jemand, der alles, was geschieht, auf eine Weise bearbeiten und bewältigen kann, dass es wieder passt. Denn kohärent ist etwas immer dann, wenn es keine Widersprüche, keine Störungen, keine Trennungen und Abspaltungen gibt. Wenn alles, was im Leben geschieht, möglichst gut zusammenpasst oder wieder passend gemacht werden kann, sobald es aus dem Gleichgewicht gerät, also inkohärent geworden ist.

Personen, die dieses Gefühl permanent haben, sind zu beneiden. Sie sind glücklich, sie bleiben gesund, sie gestalten ihr Leben mit Freude und Leichtigkeit, und sie hören nicht auf, sich zeitlebens über jede eigene Weiterentwicklung zu freuen. Wer dagegen in einer sich verändernden Welt so zu bleiben versucht, wie sie oder er ist, gerät zwangsläufig in eine zunehmend stärker werdende Inkohärenz.

Genau diese Freude an all dem, was sich in der Welt entdecken und gestalten lässt – egal, wie alt man schon geworden ist –, ist aber das, was im Gehirn auch die

Nervenenden wieder sprießen lässt. Denn dieses Gefühl der Freude geht mit einer Aktivierung der im Mittelhirn liegenden emotionalen Zentren einher. Dadurch kommt es zur Freisetzung dieser besonderen neuroplastischen Botenstoffe und Wachstumshormone, die Nervenzellen dazu bringen, neue Fortsätze auszuwachsen sowie neue Kontakte untereinander zu knüpfen.

Diese Neuorganisation neuronaler Verschaltungsmuster im Gehirn kann nicht in Gang kommen, wenn jemand sein Leben freud- und lustlos in eingefahrenen Routinen verbringt. Oder wenn sich die betreffende Person mit lauter unlösbaren Problemen konfrontiert sieht. Wenn sie nicht versteht, was um sie herum geschieht, und meint, all das, was sie bedrängt, weder auf irgendeine Weise klären noch abstellen zu können. Und wenn sie deshalb womöglich sogar das eigene Leben und alles, was sie tagtäglich macht, als sinnlos empfindet.

Unter diesen Bedingungen kann auch das Gehirn nur in einen Zustand wachsender Inkohärenz geraten. Und weil dort nichts mehr so recht zusammenpasst, breiten sich immer neue Wellen innerer Erregung bis in seine tieferliegenden Bereiche aus. Die betreffende Person fühlt sich dann nicht einfach nur schlecht. In ihrem Gehirn werden nun auch die für das Auswachsen von Nervenzellfortsätzen und die Herstellung neuer Verknüpfungen notwendigen Mechanismen unterdrückt. So können keine Regeneration und kein Wiederaufbau verlorengegangener Vernetzungen gelingen.

Genau das hat auch schon Aaron Antonovsky in seinen Untersuchungen erkannt und als Verletzung der drei salutogenetischen Grundregeln bezeichnet. Gesund werden – und damit auch ihr Wachstums- und Entwicklungspotential zur Entfaltung bringen – können Menschen demzufolge nur dann, wenn sie in einer Welt leben,

- in der sie das Gefühl haben zu verstehen, was in dieser Welt geschieht (Verstehbarkeit),
- in der sie das, was sie verstanden haben, auch umzusetzen und zu gestalten in der Lage sind (Gestaltbarkeit) und
- in der ihnen das, was sie verstanden haben und selbst gestalten, als sinnvoll erscheint (Sinnhaftigkeit).

Jetzt wird klar, weshalb Nonnen nicht nur seltener erkranken, sondern trotz der in ihrem Gehirn ablaufenden Abbauprozesse auch selten dement werden: Für sie ist die Welt, in der sie leben, nicht nur verstehbar und von ihnen selbst gestaltbar. Ihnen erscheint auch alles, was in dieser Welt geschieht und was sie dort machen, als sinnvoll und in einen größeren Kontext eingebunden. Deshalb ist auch ihr Kohärenzgefühl deutlich stärker ausgeprägt als das jener Personen, die außerhalb von Klostermauern leben. Diese haben nur selten das Gefühl zu verstehen, was in unserer hektischen, digitalisierten und globalisierten Welt alles geschieht. Und wenn sie es verständen, sind sie doch kaum in der Lage, darauf irgendeinen wirksamen gestalterischen Einfluss zu nehmen. Und den meisten Menschen in unserer heutigen Zeit fällt es auch schwer, dieses ganze Geschehen als sinnhaft zu erachten.

Natürlich lässt sich jetzt einwenden, dass ja auch so gut wie nichts von dem, was das Kohärenzgefühl der Menschen da draußen ständig untergräbt, in die heile Klosterwelt vordringt. Objektiv ist das zwar richtig, aber darauf kommt es eben für das, was die Nonnen erleben, wie sie es bewerten und auf welche Weise sie darauf reagieren, gar nicht an. Was im Gehirn und im Körper eines Menschen an physiologischen Reaktionen ausgelöst wird, hängt nicht davon ab, was in seiner jeweiligen Lebenswelt geschieht, sondern all diese Reaktionen werden davon bestimmt, wie er dieses Geschehen für sich persönlich, also subjektiv, bewertet. Deshalb ist es leichter, in einer kleinen, überschaubaren Welt das Gefühl zu entwickeln, jemand zu sein, der dort das Geschehen verstehen, gestalten und als sinnhaft erleben kann. Nur eines darf dann in dieser sehr beschränkten Lebenswelt eben auf keinen Fall passieren: Sie darf sich nicht öffnen. Sobald immer mehr von dem, was außerhalb der Klostermauern geschieht, in das alltägliche Leben innerhalb des Klosters vorzudringen beginnt, verlieren auch die Nonnen all das, was sie bisher vor Krankheit und Demenz geschützt und bewahrt hat.

Der Rückzug aus einer immer komplizierter zu verstehenden und zunehmend schwieriger gestaltbaren, oft sinnlos erscheinenden Welt ist deshalb keine dauerhaft tragfähige Lösung. Die Nonnenstudie zeigt ja nur, dass die Herausbildung einer Demenz weder schicksalhaft noch unabwendbar ist. Wie sich die Herausbildung dementieller Erkrankungen durch die Entfaltung des neuroplastischen Potentials unseres Gehirns auch in der »normalen«, unbegrenzten und sich ständig verändernden Welt außerhalb von Klostermauern vermeiden lässt, wollen wir im Folgenden genauer untersuchen.

Es ändert sich nichts, wenn wir weiter so zusammenleben wie bisher:

WIR WOLLEN DAS RICHTIGE, ABER ES GELINGT UNS NICHT RICHTIG

Haben Sie den Eindruck, in einer Welt zu leben, in der alles optimal passt? In der es keine Widersprüche, keine Konflikte, keine Probleme gibt? In der Sie sich sicher und geborgen fühlen, ohne Angst und ohne irgendwelche Sorgen? Dann hätten Sie in sich selbst und in Ihrem Zusammenleben mit anderen jenen Zustand völliger Kohärenz erreicht. Aber Sie haben recht! So einen Zustand gibt es nicht, jedenfalls nicht, solange Sie noch lebendig sind. Ihn gibt es auch in keinem Nonnenkloster.

Das wichtigste Merkmal alles Lebendigen ist ja, dass es den Zustand völliger Kohärenz zwar ständig zu erreichen versucht, ihn aber nie erreichen kann. Lebewesen sind eben keine Maschinen. Sie wollen leben inmitten von anderen, die auch leben wollen. Und dabei kommen sie sich zwangsläufig ständig in die Quere. Anstelle von »Sie wollen leben…« können wir auch sagen: Sie sind darauf angewiesen, die Beziehungen ihrer Komponenten im Inneren und ihre Beziehungen mit ihrer Außenwelt so zu gestalten, dass dabei möglichst wenig Energie verbraucht wird. Und dieser Energieverbrauch ist nun einmal umso geringer, je besser alles passt, anders gesagt, je kohärenter ein Lebewesen in sich selbst und in seinen Beziehungen zur äußeren Welt organisiert ist. Deshalb streben auch wir Menschen danach, einen Zustand größtmöglicher Kohärenz zu erreichen.

Aber wir sind die einzigen Lebewesen auf diesem Planeten, die zu erkennen und zu verstehen imstande sind, weshalb wir diesen schlaraffenlandähnlichen Zustand völliger Kohärenz zu Lebzeiten niemals erreichen können. Dann würden wir auch nichts mehr wahrnehmen und auf nichts mehr reagieren. Wir dürfen diesen Zustand auch gar nicht erreichen, denn wenn es nichts mehr gäbe, was uns stört, erregt, erschüttert oder bedroht, gäbe es auch nichts mehr, was uns dazu bringen kann, noch etwas hinzuzulernen, etwas neu zu entdecken oder etwas auf andere Weise als bisher zu versuchen. Dann könnten wir uns auch nicht mehr weiterentwickeln und müssten in diesem Zustand verharren, in dem wir uns ganz am Anfang unseres Lebens befanden, bevor die Kohärenz einer ausgereiften Eizelle durch ein eindringendes Spermium so folgenreich gestört wurde.

Worum es im Leben geht, ist also nicht das Erreichen und Aufrechterhalten eines kohärenten Zustandes, in dem alles optimal zusammenpasst. Es geht vielmehr um das Auffinden und Aneignen von möglichst vielfältigen Lösungsansätzen, Antwortmustern und Strategien, die geeignet sind, aufgetretene Störungen des bisher erreichten inneren Gleichgewichts wieder auszugleichen. Wir sind lebenslang damit beschäftigt, durch innere Faktoren oder äußere Einwirkungen entstandene Inkohärenzen wieder etwas kohärenter zu machen. Je häufiger wir solche Erfahrungen im Lauf unseres Lebens sammeln können, desto stärker verankert sich in unserem Frontalhirn die innere Überzeugung, dass alles, was das Leben an Schwierigkeiten und Problemen mit sich bringt, von uns auf eine konstruktive Weise gemeistert werden kann.

Die auf diese Weise erwachsende Überzeugung, dass alles, was in unserem Leben geschieht, für uns auch irgendwie verstehbar, gestaltbar und bedeutsam ist, hat Aaron Antonovsky Kohärenzgefühl genannt. Und je stärker dieses Gefühl von einer Person entwickelt wird, desto weniger wird all das, was in ihrem Körper und in ihrem Gehirn geschieht, von Verunsicherung und Angst oder gar von Ohnmacht und Hilflosigkeit bestimmt. Weil die damit verbundenen Angst-

und Stressreaktionen eine Reihe von Mechanismen in Gang setzen, die als Notfallreaktionen dazu beitragen, das nackte Überleben zu sichern, kann unter solchen Bedingungen weder im Gehirn noch im Körper etwas regenerieren, neu auswachsen oder gar neu gebildet werden und somit wieder heilen.

Wir wollen alle ohne Angst leben

Ja, es stimmt: Angst macht uns hilflos, wir fühlen uns wie gelähmt, es schnürt uns die Kehle zu, das Herz rast, die Knie beginnen zu zittern, kalter Schweiß tritt auf die Stirn, und die Haare – die wenigen, die wir Menschen im Vergleich zu den Affen noch haben – stehen uns zu Berge. Doch gäbe es die Angst mit ihren zum Teil sehr unangenehmen Begleiterscheinungen nicht, wären wir nicht überlebensfähig. Wir brauchen die Angst, denn sie macht uns in unübersehbarer und nicht zu verdrängender Weise darauf aufmerksam, dass Gefahr droht. Sie zwingt uns, nach geeigneten Bewältigungsstrategien zur Abwendung oder Überwindung dieser Bedrohung zu suchen. Wenn wir dann eine Lösung für das angstauslösende Problem gefunden haben, ist alles gut; die Angst verschwindet, und die physiologische Stressreaktion findet ein natürliches Ende.

Eine angstauslösende Bedrohung führt im Gehirn zur Mobilisierung sogenannter archaischer Notfallreaktionen. Aktiviert werden diese Reaktionen durch spezifische Auslöser auf der Ebene der Wahrnehmung, etwa bei einem Unfall. Viel häufiger kommt es zu solch einer Aktivierung unseres Angst- und Stresssystems im Gehirn durch die subjektive Bewertung eines Ereignisses, oft auch im Vorfeld, zum Beispiel angesichts einer bevorstehenden Trennung. Dabei ist es weniger das Ereignis, das die Angst auslöst, sondern es sind die befürchteten Folgen dieses Ereignisses für uns selbst oder für Personen, mit denen wir uns eng verbunden fühlen oder von denen wir abhängig sind. Deshalb beginnt jede Angstreaktion im Gehirn auch dort, wo wir unsere Bewertungen vornehmen, also im Frontallappen, der komplexesten Region des menschlichen Gehirns. Dort kommt es immer dann zu einer unspezifischen Erregung, die sich zu einer Übererregung aufschaukelt, wenn eine Diskrepanz entsteht zwischen dem, was wir erwarten oder erhoffen, und dem, was wir real erleben oder wahrnehmen. Wegen der damit einhergehenden Übererregung ist aus den komplexen neuronalen Netzwerken des Frontalhirns kein »vernünftiges« handlungsleitendes Muster mehr aktivierbar. Das Verhalten sowie das Fühlen und die Reaktionen des Körpers werden jetzt von den tieferliegenden, früher herausgeformten und stabileren neuronalen Netzwerken bestimmt.

Wenn kein Ausweg aus dieser Situation gefunden wird, übernehmen schließlich die archaischen Notfallprogramme im Hirnstamm das Kommando. Dann bleiben nur noch drei Verhaltensoptionen: Angriff, und wenn das nicht geht, Flucht, und wenn beides nicht geht, ohnmächtige Erstarrung. Vernünftig denken kann man dann nicht mehr. Sich in andere Menschen hineinversetzen, Handlungen planen oder die Folgen einer Handlung abschätzen auch nicht.

Diese psychische Reaktionskette wird von einem Notfallprogramm auf körperlicher Ebene begleitet, das ebenso der Sicherung des eigenen Überlebens dient und als physiologische Stressreaktion bezeichnet wird. In einem ersten Schritt kommt es dabei zur Aktivierung des sogenannten sympathico-adrenomedullären Systems. Das bedeutet eine verstärkte Ausschüttung von Noradrenalin an den Enden der Fortsätze des sympathischen Nervensystems, das den gesamten Körper durchzieht, sowie eine massive Freisetzung von Adrenalin aus dem Nebennierenmark in den Blutkreislauf. Die Folge ist eine radikale Umstellung des Stoffwechsels und der Funktion aller Körperorgane in einen Modus zur akuten Sicherung des Überlebens, vor allem durch Mobilisierung von peripheren Energiereserven, Erhöhung des Muskeltonus, Darmentleerung, Blutdruckanstieg.

Etwa zehn Minuten später als dieses sofort anspringende und über das sympathische Nervensystem ausgelöste »Rettungssystem« kommt es zur Aktivierung einer zweiten, langsamer einsetzenden, aber dafür nachhaltiger wirksamen Reaktionskette, die als hypothalamo-hypophyseo-adrenokortikales System bezeichnet wird. In deren Verlauf werden auch ähnlich wie Morphium wirkende endogene Opiate durch die Hypophyse in den Blutkreislauf ausgeschüttet, und es endet mit einer massiven Freisetzung von Cortisol durch die Zellen der Nebennierenrinde. Cortisol »bremst« vor allem die zum »Überhitzen« neigenden akuten Reaktionen ab, die durch die Freisetzung von Noradrenalin und Adrenalin ausgelöst wurden. Es schützt den Körper gewissermaßen vor möglichen Kollateralschäden der eigenen »Feuerwehr«. Die wichtigste dieser »Bremsfunktionen« ist die Hemmung entzündlicher Prozesse. Eine fortwährende Aktivierung dieses Systems etwa bei Dauerstress und der damit erhöhte Cortisolspiegel im Blut führen zu teilweise langfristigen funktionellen und strukturellen Reorganisationsprozessen, die oft chronische Beschwerden nach sich ziehen. Diese zeigen sich unter anderem als erhöhte Krankheitsanfälligkeit durch Unterdrückung des Immunsystems sowie auch als Osteoporose oder Impotenz.

Die Angst ist kein angenehmes Gefühl, und der Rückfall in archaische Notfallmuster der Verhaltenssteuerung ist kein beglückender Zustand. Deshalb sucht jeder Mensch in einer solchen Situation nach Lösungen, um sich diese Erfahrung künftig zu ersparen. Meist wird dann eine der beiden Möglichkeiten gewählt: Entweder man verändert die Verhältnisse, die die Angst auslösen, und versucht so, die Welt und die anderen Menschen an sich selbst und seine eigenen Bedürfnisse anzupassen. Oder man verändert sich selbst und versucht so, sich und seine eigenen Bedürfnisse an die jeweils herrschenden Verhältnisse anzupassen. Beides kann sich zumindest eine Zeit lang als geeignet erweisen, um solche angstauslösenden Diskrepanzen zwischen der eigenen Erwartungshaltung und dem Geschehen in der realen Welt zu vermeiden.

Nur wenigen Menschen gelingt eine dritte Form der Veränderung, die sich als Bewusstseinswandel manifestiert. Auf dieser Stufe wird weder eine Veränderung der Verhältnisse noch des eigenen Verhaltens als wichtigste Voraussetzung zur Überwindung der Angst betrachtet, sondern eine andere Bewertung des im Außen erlebten Geschehens im eigenen Inneren angestrebt. Als Folge dieser neuen Bewertung entsteht dann auch eine veränderte Haltung, eine andere Einstellung gegenüber dem Leben und dem, worauf es im eigenen Leben wirklich ankommt. Hier geht es also eher um das Wiederfinden von etwas, das man angesichts von Leistungsdruck und Erfolgsstreben oder auch durch eingefahrene Gewohnheiten und Alltagsroutinen verloren hat.

So gesehen erweist sich die Angst als eine in unserem Gehirn und in unserem Körper ausgelöste Reaktion, die uns zu einer eigenen Weiterentwicklung zwingt. Im Gehirn führt die mit der Angstreaktion einhergehende verstärkte Noradrenalinausschüttung zur Mobilisierung von Energiereserven und einer sogenannten Arousal-Reaktion. Sie rüttelt wach und lenkt die Aufmerksamkeit auf das Problem, das es zu bewältigen gilt. Ist das geschafft, kehrt wieder Ruhe ein: Die periphere sympathische Aktivierung wird abgestellt, im Gehirn wird noch ein Schwapp Dopamin und Endorphin ausgeschüttet, und man erlebt einen Zustand, als hätte man gleichzeitig eine kleine Dosis Kokain und Heroin eingenommen. Erfolgserlebnis nennt man das, und ohne solche Erfolgs- und Aha-Erlebnisse wäre das Leben grau und eintönig. Weil außerdem die verstärkte Ausschüttung dieser neuroplastischen Botenstoffe gleichzeitig noch die Bahnung und Verstärkung der zur Lösung des Problems aktivierten neuronalen Verschaltungen begünstigt, gelingt die Bearbeitung solcher und ähnlicher Herausforderungen nun künftig immer besser.

Aus den anfänglich noch sehr schwachen Verknüpfungen werden, je häufiger ein Problem auf die gleiche Weise gelöst wird, allmählich immer besser nutzbare Nervenwege, dann Straßen und am Ende sogar Autobahnen. Allerdings kommt man dann später von diesen oft nur schwer wieder herunter. Wer also Probleme immer wieder auf die gleiche, eingefahrene Weise zu lösen versucht, sitzt allzu leicht fest und gerät in Angst und Panik, wenn eine Situation entsteht, für die eine innovative Lösungsstrategie gefunden werden müsste.

Vor allem solche Personen, die bestimmte Strategien bisher extrem erfolgreich eingesetzt haben, um alles, was ihnen Angst macht, unter Kontrolle zu halten und zu beherrschen (auch sich selbst), verlieren auf diese Weise allzu leicht den Kontakt zu ihrem Körper. Oft betrachten sie ihn sogar als ein Instrument, das es zu kontrollieren gilt und das optimiert werden muss, um die von ihnen angestrebten Ziele zu erreichen. Je länger und erfolgreicher solche Personen auf diese Weise ihr Leben führen, desto stärker verlieren sie das Gefühl für ihren eigenen Körper. Sie werden gewissermaßen taub für die dort erzeugten Signale.

Zwangsläufig sind es deshalb vor allem diese Menschen, die dann äußerst große Mühe haben, den Verlust von Kontrolle über sich selbst oder über andere zu ertragen. Die dadurch ausgelösten körperlichen Reaktionen machen ihnen Angst. Aber diese Angst wird nun nicht durch das konkrete Ereignis, sondern durch die ihnen so fremd gewordenen Reaktionen ihres eigenen Körpers ausgelöst. Hier hilft nun langfristig all das nicht mehr weiter, was sie bisher normalerweise immer wieder erfolgreich eingesetzt hatten: Verdrängung, Ablenkung, Aufregung, noch mehr Arbeit oder Urlaub. Solche Personen müssten lernen, die hinter ihrer Angst verborgene Botschaft zu verstehen: Sie müssten sich mit dem Umstand anfreunden, dass sich im Leben nicht alles kontrollieren lässt. Oder positiver ausgedrückt: Sie müssten die Demut wiederentdecken, die darin besteht, das Leben bisweilen auch einfach so anzunehmen, wie es ist.

So betrachtet, verbirgt sich hinter der Angst, die eine Person empfindet, auch immer eine Aufforderung: Du bist bedroht und solltest etwas in deinem Leben ändern. Du musst eine Lösung finden, damit diese Bedrohung aufhört und du wieder einen etwas kohärenteren Zustand erreichst.

Wenn wir Angst bekommen, weil wir uns im Wald verlaufen oder uns beim Klettern zu weit vorgewagt haben, ist uns allen klar, was zu tun ist. Aber die für uns Menschen mit Abstand stärksten und häufigsten Auslöser von Angst sind nicht solche gefährlichen Situationen, sondern das sind meist andere Menschen, die uns vereinnahmen, unsere Freiheit einschränken, uns bewerten oder belehren und uns vorschreiben wollen, wie wir zu leben haben. Davor haben wir die größte Angst. Und diese Angst ist berechtigt, denn wir sind soziale Wesen. Ohne andere Menschen hätten wir nichts von alldem lernen können, was wir wissen und können. Wir brauchen diese anderen, ihre Unterstützung, ihre Zuwendung, ihre Anerkennung, ihr Wohlwollen uns gegenüber, sonst sind wir verloren. Als Kinder sowieso, aber ebenso noch als Erwachsene und erst recht im Alter. Deshalb bekommen wir sofort große Angst, wenn andere Menschen uns ablehnen oder gar zu Objekten ihrer Absichten, ihrer Erwartungen, ihrer Bewertungen und Maßnahmen machen. Wenn unsere Beziehungen zu diesen anderen Menschen gestört sind, also inkohärent geworden sind, breitet sich in unserem Gehirn und Körper eine zunehmende Inkohärenz aus – und das macht uns Angst.

Die Botschaft dieser Angst ist sehr deutlich: Du musst etwas tun, damit die Angst aufhört. Wer sich im Wald verlaufen hat oder auf einem Felsen zu hoch geklettert ist, kann umkehren. Aber was soll jemand machen, der von anderen abgelehnt, benutzt oder bevormundet wird? Und wenn es sich dabei ausgerechnet um solche Personen handelt, die für ihn besonders wichtig sind, mit denen er sich eng verbunden fühlt, die er braucht oder von denen er gar abhängig ist? Die Botschaft ist sehr klar, aber eine geeignete Lösung für dieses Problem ist dann meist weit und breit nicht in Sicht. Also bleibt es den meisten Menschen nur übrig, diese Inkohärenz auszuhalten – und davon irgendwann krank oder dement zu werden.

Manche versuchen auch, sich einzumauern. Sie wollen mit diesen anderen Personen nichts mehr zu tun haben und vereinsamen dabei immer mehr. Auch das ist keine Lösung. Solch ein Verhalten untergräbt die Lebensfreude und die Lust am eigenen Entdecken und gemeinsamen Gestalten. Auch davon wird man irgendwann krank und verliert sein neuroplastisches Potential im Gehirn.

Leider gibt es auch sehr viele Menschen, die ihre durch derartige Beziehungsstörungen ausgelöste Inkohärenz wieder etwas kohärenter zu machen versuchen, indem sie selbst jene anderen fortan wie Objekte behandeln. Indem sie diese anderen abwerten, bekämpfen oder nun selbst zur Verfolgung eigener Absichten benutzen, lässt sich zwar die empfundene Ohnmacht in ein Gefühl von Macht verwandeln, aber gestört bleibt die Beziehung nach wie vor.

Manche Personen schaffen es aber auch, nicht diese anderen, sondern sich selbst zum Objekt ihrer eigenen Bewertungen zu machen. Auch so ist es möglich, die Angst vor anderen Personen und deren Abwertungen zu verringern und etwas mehr Kohärenz im eigenen Gehirn herzustellen. Wer sich aber selbst für dumm, für unzulänglich, für inkompetent oder gar für nicht liebenswert hält, identifiziert sich dann sogar mit der Objektrolle, in die er von anderen hineingepresst wird. So ist eine gestörte Beziehung zwar einigermaßen auszuhalten, aber jemand, der sich auf diese Weise abwertet, mag sich über kurz oder lang selbst nicht mehr.

Auch das erzeugt im Gehirn einen Zustand anhaltender Inkohärenz.

Zuletzt sei an dieser Stelle noch auf die gegenwärtig am weitesten verbreitete Strategie zur Bewältigung sozialer Ängste verwiesen: die Suche nach Ersatzbefriedigungen. Wer im Zusammenleben mit anderen immer wieder enttäuscht wird, kann die daraus entstehende Inkohärenz, also das beängstigende Durcheinander in seinem Gehirn, vorübergehend auch kohärenter, passender und zufriedenstellender machen, indem er einfach das nimmt und nutzt, was ihm in unserer heutigen Welt alles zum Konsum angeboten wird. Fatalerweise werden aber Menschen mit dieser Strategie nicht glücklicher, sondern immer unzufriedener und von den Ersatzbefriedigungen auch noch zunehmend abhängiger.

So ergibt sich eine sehr eigenartige Situation: Wir würden alle gern so leben, dass wir keine Angst mehr vor anderen Menschen haben müssen. Aber wir wissen nicht, wie uns das dauerhaft gelingen kann. Deshalb versuchen wir, uns zunächst auf die eine oder andere Weise selbst zu retten, also diesen fortwährenden bedrohlichen Zustand von Inkohärenz im eigenen Gehirn zumindest vorübergehend etwas kohärenter zu machen. So, dass es wieder etwas besser passt und wir uns wieder etwas glücklicher fühlen. Aber allzu oft erweist sich der dabei von uns eingeschlagene Lösungsweg langfristig als ungeeignet und erzeugt dann nur wieder neue Inkohärenzen in unserem Gehirn. Damit bleibt auch dessen Umbau- und Regenerationsfähigkeit dauerhaft unterdrückt.

Die Nonnen leben anders zusammen als wir. In ihrer kleinen Welt passt alles viel besser zusammen. Ihr Kohärenzgefühl ist stabiler. Aber ja, es stimmt: Wir leben nicht in einem Nonnenkloster. Doch wenn wir so leben wollen, dass unser Gehirn seine lebenslange Umbau- und Regenerationsfähigkeit nicht verliert, wäre es an der Zeit, darüber nachzudenken, ob wir unser Zusammenleben künftig nicht etwas vorteilhafter gestalten könnten: etwas kohärenter, sodass es besser passt und weniger Angst macht.

Wir wollen alle glücklich sein

Mit der Angst haben wir uns im letzten Kapitel so lange aufgehalten, damit wir nun bei der Suche nach dem, was uns glücklich macht, umso schneller vorankommen. Ein Leben ohne Probleme und Sorgen – mit massenhaft Geld, ständig wachsendem Erfolg und Wohlstand und der Sicherheit, sich jeden Wunsch erfüllen zu können – wird keinen Menschen glücklich machen. Denn das Gefühl von Glück kann im Gehirn ja nur dann entstehen, wenn sich das, was wir im Augenblick erleben, sehr positiv von dem unterscheidet, was wir zuvor erlebt haben. Wenn dort ständig »Friede, Freude, Eierkuchen« herrschte und wir in einem Schlaraffenland lebten, in dem es uns an nichts fehlt, hätten wir uns die Tür sogar für das allerwinzigste Glücksgefühl völlig verrammelt.

Den von uns allen ersehnten Zustand völliger Übereinstimmung können und dürfen wir nicht erreichen, jedenfalls nicht, solange wir noch am Leben sind. Wir brauchen diese ständigen Störungen, diese Erfahrung, dass schon wieder etwas nicht passt. Denn es ist nicht der Zustand von Kohärenz, der uns glücklich macht, sondern die Verwandlung eines inkohärenten Zustandes in einen etwas kohärenteren. Oder etwas poetischer ausgedrückt: Nur wer hinreichend stark unglücklich war, kann erleben, wie es sich anfühlt, nun auf einmal glücklich zu sein.

Manchmal braucht man dazu etwas Glück, beispielsweise einen Lottogewinn. Aber viel glücklicher macht es uns, wenn wir aus eigener Kraft einen Weg finden, der uns hilft, den inkohärenten Zustand im Gehirn in einen deutlich kohärenteren umzuwandeln. Dann werden im Mittelhirn von den dort liegenden Nervenzellen diese besonderen Botenstoffe freigesetzt, die für das Zustandekommen dieses Glückszustandes verantwortlich sind.

»Aha«-Erlebnisse machen uns glücklich, der passende Einfall, die geeignete Lösung für ein schwieriges

Problem, auch eine gut gemeisterte Herausforderung oder eine gelungene Versöhnung nach langem Streit und natürlich ein endlich erreichter Erfolg nach lauter Misserfolgen. Im Gehirn einer Person, die eine solche Erfahrung machen durfte – und die sie vielleicht auch erst dadurch machen konnte, weil sie sich lange genug dafür eingesetzt hat –, kommt es dann eben auch zur Freisetzung dieser neuroplastisch wirksamen Botenstoffe, die, ähnlich wie ein Dünger auf dem Acker, das Auswachsen von Nervenzellenfortsätzen und die Neubildung von Nervenzellkontakten im Gehirn anregen.

Wer solch ein Glücksgefühl häufiger erlebt, dessen Gehirn wird auch besser »gedüngt«, anders gesagt, in dessen Gehirn kann das neuroplastische Potential besser zur Entfaltung kommen. Das dürfte der Grund dafür sein, dass besonders aufgeweckte, sehr kreative junge Nonnen noch seltener eine Demenz bekommen als alle anderen. »Wer hat, dem wird gegeben«, heißt die dazu passende Bibelstelle.

Es gibt Menschen, die schon als Kinder, später als Schüler und dann auch noch als Erwachsene immer wieder die Erfahrung machen, dass ihnen etwas gelingt, das anfangs noch sehr schwierig aussah, oder die immer wieder eine Lösung für ein Problem finden, das sie schon längere Zeit beschäftigt hat. Solche Personen erleben dann nicht nur den jeweiligen Augenblick des Gelingens als ein Glücksgefühl. Sie entwickeln aus dieser wiederholt gemachten Erfahrung eine besondere innere Einstellung: die eines glücklichen Menschen. Davon gibt es nicht allzu viele. Und man begegnet solchen Personen häufiger in einem Kloster als draußen in der normalen Alltagswelt.

Aber wir sind keine Nonnen oder Ordensleute, und wir wären auch nicht alle glücklicher in einem Kloster als hier draußen. Deshalb lohnt es sich, darüber nachzudenken, wie es uns gelingen kann, unser Leben und unser Zusammenleben künftig so zu gestalten, dass wir diese glücklich machenden Erfahrungen häufiger erleben, als es bisher der Fall ist. Dann würde auch unser Gehirn seine Umbau- und Regenerationsfähigkeit nicht mehr so schnell verlieren.

Wir wollen alle verbunden bleiben und uns frei entwickeln

Unsere genetische Ausstattung legt nicht fest, wie die Milliarden von Nervenzellen im sich entwickelnden Gehirn vernetzt werden sollen. Sie sorgt lediglich dafür, dass zunächst ein Überschuss an Verknüpfungsangeboten bereitgestellt wird. Mit jeder Erfahrung, die ein Kind macht, entscheidet sich, welche dieser Nervenzellvernetzungen stabilisiert werden, welche erhalten bleiben und welche verkümmern.

Die ersten Signale, die in den zuerst herausgeformten älteren Bereichen des Gehirns eintreffen, kommen aus dem eigenen Körper. So »lernt« das Gehirn bereits vorgeburtlich anhand der aus seinem Körper eintreffenden Signalmuster, welche der im Überschuss bereitgestellten Nervenzellen und Nervenzellverknüpfungen tatsächlich »gebraucht« und regelmäßig aktiviert werden. Es »lernt« dabei auch, welche Antwortmuster geeignet sind, diese Signale so zu verarbeiten, dass es zu keinen Störungen der weiteren Entwicklung innerhalb des Körpers oder des Gehirns kommt. Die dafür geeigneten Netzwerke werden stabilisiert und bleiben erhalten. Der Rest wird wieder abgebaut.

So kommt jedes Kind als unverwechselbares Wesen zur Welt – mit einem Gehirn, das sehr gut vorbereitet ist, optimal darauf zu reagieren, was in und mit seinem Körper passiert, und mit dessen Hilfe es auch fähig ist, eine gute Beziehung zur Mutter aufzubauen. Die Herausbildung einer solchen Sicherheit bietenden Bindung ist entscheidend dafür, dass ein Neugeborenes die von ihm mitgebrachte und in seinem Gehirn angelegte Offenheit für alle möglichen Erfahrungen nicht verliert. Kinder mit sicherer Bindung erkennt man daran, wie aufmerksam und interessiert sie die kleinen und großen Dinge um sie herum entdecken und studieren. Wie sie Codes entschlüsseln, Geheimnisse aufdecken, das Leben lernen – immer mit der Gewissheit, dass ihnen jemand zur Seite steht und Hilfe bietet, wenn es gar zu schwierig wird.

Um den Umgang mit Gefühlen zu lernen und Vertrauen zu entwickeln, müssen Kinder die Erfahrung machen: Ich bin wichtig. Dieses Lernen gelingt nur im Schutz einer feinfühligen Person. Kleine Kinder suchen die ständige Bestätigung, dass es gut ist, was sie tun.

Jede neue Entdeckung, jede neue Erkenntnis und jede neu erlernte Fähigkeit löst im Gehirn von Kindern einen für uns Erwachsene kaum noch nachvollziehbaren Sturm der Begeisterung aus. Diese Begeisterung über sich selbst und über all das, was es noch zu entdecken gibt, ist der wichtigste »Treibstoff« für ihre weitere Hirnentwicklung.

Es ist für Kinder ein Glück, im Tun mit anderen sich selbst zu entdecken. Wem diese Erfahrung verwehrt bleibt, wird es später schwer haben. Ihr tiefes Bedürfnis nach Verbundenheit können Kinder nur in einer engen Beziehung mit den ihnen wichtigen Bezugspersonen stillen. Sie versuchen deshalb alles, um deren Aufmerksamkeit auf sich zu lenken. Sie folgen ihren Eltern auf Schritt und Tritt und suchen ständig ihre Nähe, um Sicherheit zu erfahren. Wenn sie älter werden, spüren sie aber, dass diese enge Beziehung sie in der Entfaltung ihrer eigenen Möglichkeiten behindert. Sie fühlen sich zunehmend eingeengt und unfrei; auf diese Weise können sie ihr zweites angeborenes Grundbedürfnis nach Wachstum, Autonomie und Freiheit nicht stillen.

Im Gehirn des Kindes haben solche ungünstigen Erfahrungen nachhaltige Folgen. Die Verknüpfungen der Nervenzellen in ihrem Frontalhirn müssen ja erst noch ausgebildet und stabilisiert werden. Das kann nicht gelingen, wenn dort Chaos, also ständige Inkohärenz, herrscht. So entstehen nicht nur Schwierigkeiten beim Lernen, sondern es wird auch der Erwerb der im Frontalhirn verankerten Funktionen und Metakompetenzen verhindert: die Fähigkeit, Impulse zu kontrollieren, Frust zu ertragen, Handlungen zu planen, die Folgen eigenen Tuns abzuschätzen, sich in andere Menschen einzufühlen, Verantwortung zu übernehmen und Aufmerksamkeit auf eine Sache zu lenken.

Diese entscheidenden Fähigkeiten erwerben Kinder nur durch eigene Erfahrungen beim Lösen von Problemen und bei der Bewältigung von Herausforderungen. Und sie sammeln diese Erfahrungen vor allem dort, wo wir es am wenigsten vermuten: im Spiel. Hier, im spielerischen Umgang mit den Problemen, die wir Erwachsene unseren Kindern gewollt oder ungewollt machen, bereiten sie sich auf das Leben vor. Hierbei erwerben sie neue Fähigkeiten und sammeln ihre wichtigsten Erfahrungen. Im Spiel begegnen sie anderen Kindern, mit denen sie sich verbunden und zugehörig fühlen.

Sie lernen, Konflikte zu lösen und gemeinsam neue Herausforderungen zu meistern.

Dabei ist es wichtig, dass es Eltern oder andere wichtige Vorbilder gibt, die all das, was das Kind erlernen könnte, schon können. Wäre niemand da, der bereits auf zwei Beinen gehen und sprechen kann, der singt, tanzt, schwimmt oder im Garten herumtollt, würde kein Kind all das lernen können. Es ist gut, dass es im Gehirn diese wunderbaren Spiegelneuronen gibt, mit deren Hilfe das Kind in der Lage ist, sich bestimmte Bewegungsmuster und Verhaltensweisen von anderen abzuschauen und im Inneren so gut nachzuvollziehen, dass sich die für diese Leistungen verantwortlichen Vernetzungen der Nervenzellen bereits herauszubilden beginnen, bevor es diese Bewegungen und Handlungen selbst ausführt. Damit all das auch wirklich gelingt, muss aber jemand da sein, der dem Kind wichtig ist, mit dem es sich emotional eng verbunden fühlt. Nur so wird es all das, was die anderen bereits können, auch selbst lernen wollen.

Das tiefe Bedürfnis nach Verbundenheit bringen alle Kinder bereits mit auf die Welt. Sie waren ja schon vorgeburtlich aufs Engste verbunden. Genauso ist es mit diesem anderen, ebenso bereits vorgeburtlich in ihrem Gehirn verankerten Bedürfnis, die eigenen Möglichkeiten weiter zu erkunden und die Welt zu entdecken. Deshalb wollen alle Kinder alles lernen, was sie brauchen, um auch weiterhin verbunden zu sein und um selbst weiter wachsen, neues Wissen und neue Fähigkeiten erwerben zu können. Weil dieses Bedürfnis so tief in ihnen und in ihrem Gehirn verankert ist, entwickeln sie einen so beeindruckend starken Willen, sich Schritt für Schritt all das anzueignen, was dazu beiträgt, dieses Bedürfnis zu stillen. Und alle Kinder sind, solange ihnen das gelingt, davon überzeugt, dass es möglich ist, gleichzeitig verbunden zu sein und – mit jeder neuen Entdeckung, mit jeder selbst gemachten Erfahrung – auch gleichzeitig ein Stück weit über sich hinauszuwachsen und dabei immer autonomer und schließlich auch immer freier zu werden.

Je häufiger ein Mensch, zunächst als Kind, später als Jugendlicher und schließlich als Erwachsener, die Erfahrung in seinem Leben machen und in seinem Frontalhirn verankern konnte, dass es möglich ist, gleichzeitig verbunden zu sein und frei, desto stärker erwächst aus dieser Erfahrung eine innere Einstellung, eine Haltung eines Menschen, der sich selbst, der das Leben und alles, was es hervorgebracht hat, so annehmen und mögen kann, wie es ist. Diese Haltung ist dann die eines oder einer Liebenden. Nicht von allen Menschen kann sie entwickelt werden.

Die Fähigkeit zu lieben scheint die Lösung für das Dilemma zu sein , in dem alle Lebensformen gefangen sind: die Notwendigkeit, gleichzeitig mit allen anderen verbunden zu bleiben, obwohl die Welt, in die jede einzelne Lebensform hineinwächst, sich ständig verändert und jedes Lebewesen dazu zwingt, eigene Antworten auf diese Veränderungen zu finden. Indem wir uns weiterentwickeln und dabei anders als die anderen werden, laufen wir ständig Gefahr, unsere Verbindung zu diesen anderen immer wieder zu verlieren. So betrachtet ist die Herausbildung der Fähigkeit zu lieben das Ergebnis eines evolutionären Prozesses, der uns selbst als zur Liebe befähigte Menschen hervorgebracht hat. Wir sind auch die einzigen Lebewesen, die in der Lage sind, diesen Prozess zu erkennen. Und was wir erst einmal erkannt haben, könnten wir auch bewusst gestalten.

Um unsere beiden Grundbedürfnisse nach Verbundenheit und Geborgenheit einerseits und nach Autonomie und Freiheit andererseits gleichzeitig stillen zu können, bedarf es nur einer winzig kleinen Veränderung der Art und Weise, wie wir unser Zusammenleben mit anderen Menschen gestalten: Wir dürften einen anderen Menschen nie zu einem Objekt unserer eigenen Interessen und Absichten, unserer Erwartungen und Bewertungen oder auch unserer Belehrungen und Maßnahmen machen. Wir müssten also versuchen, einander als Subjekte zu begegnen. Dazu gehört dann aber auch die Bereitschaft, uns selbst als eine autonome Person zu zeigen – in all unserer Verletzbarkeit, mit unseren tiefsten Bedürfnissen, mit all unseren Erfahrungen, die unsere Einzigartigkeit ausmachen. Und genau so müssten wir auch andere Menschen zu betrachten und zu erkennen versuchen: als autonome Personen, die genauso wie auch wir selbst als Suchende in einer Welt unterwegs sind, in der man sich nur allzu leicht verirren kann.

Nonnen fällt das offenbar leichter als uns. Sie fühlen sich alle mit Gott verbunden und von ihm geliebt. Sie brauchen ihre eigenen Interessen nicht auf Kosten anderer durchzusetzen. Es hat in ihren Augen ebenfalls keinen Sinn, andere Menschen zum Objekt eigener Absichten, Erwartungen, Bewertungen oder Belehrungen zu machen. Denn die Nonnen betrachten diese anderen ja genauso wie sich selbst als Kinder Gottes. Das macht ihnen das Zusammenleben erheblich leichter. Die Suche nach dem, was sie alle miteinander verbindet, ist ihnen wichtiger als die Herausarbeitung dessen, was sie voneinander trennt. Deshalb versuchen sie, ihr Zusammenleben so zu gestalten, dass es möglichst gut passt. Und so gerät auch ihr Gehirn nicht so oft in diesen Zustand von Inkohärenz, der dessen neuroplastisches Potential unterdrückt.

Niemand will dement werden

In unserem Kulturkreis erleben wir seit einigen Jahrzehnten eine Phase, in der die durchschnittliche Lebenserwartung der Menschen kontinuierlich ansteigt. Verantwortlich dafür ist eine allgemeine Verbesserung der Lebensbedingungen und der medizinischen Versorgung. Wenn Menschen nicht mehr im Krieg umkommen oder durch Fehl- und Unterernährung geschwächt sind, wenn sie bei Unfällen und Krankheiten medizinisch versorgt werden und wenn Frauen das Kindbett und Kinder die ersten Lebensjahre besser überstehen, steigt automatisch die durchschnittliche Lebenserwartung. Doch auch die Anzahl derjenigen Menschen, die ein sehr hohes Alter erreichen, steigt in den hochentwickelten Industriestaaten. Diese Entwicklung ist allein mit der Verbesserung der Lebensbedingungen und der medizinischen Versorgung nicht so leicht zu begründen. Denn die Hochbetagten zeichnen sich gegenüber dem Durchschnitt der Bevölkerung nicht dadurch aus, dass sie ein besonders bequemes Leben in Wohlstand geführt oder besonders intensive medizinische Versorgungsleistungen in Anspruch genommen haben. Wer sehr alt wird, verdankt das also weder der allgemeinen Verbesserung der Lebensbedingungen noch dem medizinischen Fortschritt. Damit stellt sich die Frage, weshalb es heute bei uns inzwischen so viel mehr hochbetagte Menschen gibt als noch vor fünfzig Jahren.

Im Kontext der gegenwärtig noch weit verbreiteten Denkmuster ist diese Frage nur schwer zu beantworten. Diese Denkmuster sind weiterhin stark geprägt von der im letzten Jahrhundert entstandenen und bei den meisten Menschen noch immer tief verankerten Vorstellung, der menschliche Organismus funktioniere so ähnlich wie eine besonders komplex aufgebaute Maschine. Dazu gehört auch der Glaube, unsere genetischen Anlagen seien – ähnlich wie die Baupläne für die Konstruktion von Autos, Waschmaschinen und Flugzeugen – dafür verantwortlich, dass sich die verschiedenen Organe und Organsysteme in exakt vorbestimmter Weise herausbilden würden, und es gäbe mehr oder weniger gut ausgearbeitete Baupläne für die Entwicklung eines gesunden, leistungsfähigen Organismus. Wer so denkt, glaubt dann auch, dass es im Verlauf der Nutzung der verschiedenen Organe und Organsysteme – wie man das bei Maschinen ja zur Genüge kennt – zu entsprechenden Abnutzungserscheinungen und Defekten komme. Und so jemand erwartet dann auch, dass sich diese im normalen Betriebsmodus des Körpers unvermeidbaren, bei manchen Personen früher und bei manchen später zutage tretenden Defekte durch entsprechende Reparaturen beheben lassen.

Auf der Grundlage dieser Vorstellungen entstand ein medizinisches System, das seine vorrangige Aufgabe in der Behebung von Störungen einzelner Organe und Organfunktionen sah, die im Lauf des Lebens und mit zunehmendem Alter immer häufiger auftreten würden. Dieses von der Vorstellungswelt des Maschinenzeitalters geprägte Reparaturdenken beherrscht nach wie vor weite Teile unserer medizinischen Versorgungssysteme. Weil dieser Ansatz in der Vergangenheit recht erfolgreich war, glauben die meisten Menschen immer noch daran, dass alles, was in ihrem Körper aus irgendeinem Grund nicht richtig funktioniert, irgendwie wieder repariert werden könne, wie das ja auch bei den meisten Maschinen der Fall ist. Diese Vorstellung wird dann allzu leicht auch auf das komplizierteste und deshalb wohl auch störanfälligste Organ übertragen, das wir besitzen: unser Gehirn. Deshalb gehen die Menschen davon aus, dass es ganz natürlichen Abnutzungs- und Degenerationsprozessen zuzuschreiben ist, wenn ihr Gehirn im Alter zunehmend seine Leistungsfähigkeit verliert. Und sie erhoffen sich von der medizinischen Forschung, insbesondere von der Neuropharmakologie, dass sie Mittel und Wege findet, um diese Leistungseinbußen zu reparieren. Bis heute hat sich diese Hoffnung allerdings nicht erfüllt, und es gibt auch wenig Anlass zu der Vermutung, dass ein solches Mittel jemals gefunden wird.

Es gibt inzwischen zwar immer mehr Erkenntnisse über Möglichkeiten zur Aufrechterhaltung geistiger Fitness im Alter, die nichts mit Reparaturmaßnahmen zu tun haben und die nicht von wirtschaftlichen Interessen geleitet sind, aber sie finden nicht so leicht Verbreitung. Diese Befunde passen nicht so recht zu den vorherrschenden Denkmustern einer breiten Öffentlichkeit und der für die Weitergabe solcher Erkenntnisse maßgeblichen Multiplikatoren. Aus ihnen lassen sich keine Gewinne erzielen, und meist erntet man dafür auch keine besondere Anerkennung. Oft bestätigen sie das, was viele Menschen bisher ohnehin schon geahnt, wenn nicht gar befürchtet hatten: dass es für die Aufrechterhaltung geistiger Leistungsfähigkeit bis ins hohe Alter günstigere und ungünstigere Lebensbedingungen, günstigere und ungünstigere Lebensstile und Verhaltensweisen, günstigere und ungünstigere innere Einstellungen und Haltungen gibt.

Die äußeren Lebensbedingungen, die Menschen eines bestimmten Kulturkreises auf einer bestimmten Stufe ihrer kulturellen, sozialen und ökonomischen Entwicklung vorfinden, sind historisch entstanden, und diese komplexe Lebenswelt ist vom Einzelnen kaum beeinflussbar. Aber Menschen bewerten die Verhältnisse, die sie vorfinden, also die Umwelt, in der sie leben, individuell sehr unterschiedlich. Auch hierfür sind die von einer Person im Lauf ihres Lebens unter den jeweils herrschenden Verhältnissen gemachten Erfahrungen ausschlaggebend. Es gibt Menschen, die zum Teil bereits sehr früh die Erfahrung gemacht haben oder machen mussten, dass sie von anderen abgelehnt oder gar abgewertet wurden, dass ihre Fähigkeiten und Leistungen keine Anerkennung fanden, dass sie am Lernen in der Schule oder im Beruf wenig Freude hatten und dass sie in ihrer Arbeit und in ihren Beziehungen nur wenig Erfüllung finden konnten. Diese ungünstigen Erfahrungen wurden dann zusammen mit den dabei aufgetretenen unangenehmen Gefühlen in ihrem Frontalhirn in Form sogenannter erfahrungsabhängig herausgeformter neuronaler Verschaltungsmuster strukturell verankert. Immer wieder in ähnlichen Kontexten gemachte Erfahrungen beziehungsweise die dadurch im Frontalhirn stabilisierten Verschaltungsmuster verdichten sich dabei zu einer Art Metaerfahrung, die wir innere Einstellung oder innere Überzeugung oder Haltung nennen.

Diese einmal entstandenen und strukturell im Frontalhirn verankerten Haltungen und Einstellungen bestimmen anschließend darüber, wie die betreffende Person verschiedene äußere Bedingungen, die sie in ihrer jeweiligen Lebenswelt vorfindet, künftig bewertet – was ihr gefällt, was sie ablehnt, wofür sie sich interessiert und was ihr wichtig ist, worum sie sich kümmert und was sie nicht weiter beachtet. Es ist also nicht die Umwelt, die das Leben eines Menschen bestimmt. Was wir Umwelt nennen, ist immer abhängig von unserer subjektiven Bewertung. Deshalb kann durch diese Umwelt im Gehirn auch kein »Schalter« umgelegt werden, der dazu führt, dass ein Mensch seine angeborene Lust am Lernen und am eigenen Denken verliert. Immer sind es die in einer bestimmten Lebenswelt bisher gemachten subjektiven Erfahrungen und die daraus abgeleiteten subjektiven Bewertungen, die darüber entscheiden, was einem Menschen in seiner jeweiligen Lebenswelt bedeutsam und wichtig erscheint.

Die im Lauf des bisherigen Lebens von einem Menschen gemachten Erfahrungen und die daraus entstandenen Haltungen bestimmen aber nicht nur seine Bewertungen all dessen, was in seiner Umwelt geschieht. Sie bestimmen auch sein Denken, und sie bestimmen sein Verhalten. Es gibt Menschen, die die Erfahrung machen konnten, dass sie einen Körper haben, den sie lenken können, der ihnen wichtig ist. Um den kümmern sie sich dann auch, den pflegen sie, und mit dem gehen sie achtsam um. Solche Personen haben Freude an ihrem eigenen Körper und all dem, was sie mit ihm machen, was sie von ihm empfangen können. Sie lieben es, sich selbst zu spüren, und sind empfänglich für die Signale, die aus ihrem Körper kommen. Sie lenken ihr Verhalten so, dass sie ein gutes Körpergefühl haben.

Dies ist das Ergebnis einer Haltung, nicht eines krampfhaften Bemühens. Solche Menschen essen nicht mehr, als ihnen guttut, sie ernähren sich so, dass sie sich in ihrem Körper wohl fühlen. Solche Menschen lieben es, sich bis ins hohe Alter zu bewegen und körperlich fit zu bleiben – nicht, weil sie das in Büchern und von Ratgebern so empfohlen bekommen, sondern weil es Ausdruck ihrer inneren Haltung ist.

Ebenso gibt es Menschen, die erfahren haben, dass es ihnen nicht nur guttut, wenn sie auf ihren Körper achten. Sie erleben auch, dass es ein sehr angenehmes und erfüllendes Gefühl ist, wenn sie ihre Beziehungen zu anderen Menschen so gestalten, dass es ihnen – und diesen anderen Menschen – guttut. Sie suchen nicht ständig an anderen Personen nach etwas, das ihnen widerstrebt und das sie ablehnen. Vielmehr versuchen sie immer wieder, bei diesen anderen Personen irgendetwas zu entdecken, das sie mögen und das ihnen gefällt. Sie sind deshalb bereit und es fällt ihnen leicht, Kontakte zu anderen zu knüpfen und gute Beziehungen zu ihnen aufzubauen. Ihre Freundlichkeit und Offenheit gegenüber anderen Menschen ist keine krampfhaft eingeübte Verhaltensweise, sondern Ausdruck einer inneren Haltung, die ihr Verhalten zu diesen anderen Menschen bestimmt. Sie ist vielmehr durch entsprechende günstige Erfahrungen in der Begegnung mit anderen entstanden.

Schließlich gibt es auch noch solche Menschen, die im Lauf ihres Lebens die Erfahrung machen konnten, dass es ihnen immer wieder gelungen ist zu verstehen, was in ihnen und in der Welt, in der sie leben, geschieht. Meist haben sie es auch in schwierigen Situationen geschafft, ihre Gestaltungskraft nicht zu verlieren, und sind so zu der Überzeugung gelangt, dass sie etwas bewirken können. Und nicht zuletzt haben viele dieser Personen auch die Erfahrung machen können, dass sie zu etwas beitragen können, das größer und bedeutender ist als sie selbst, und dass sie innerhalb dieses Großen und Ganzen irgendwie auch gehalten und getragen werden. Daraus ist bei ihnen die Überzeugung gewachsen, dass es in dieser Welt etwas gibt, das sie hält und trägt und ihrem Leben Sinn verleiht. Auch das ist Ausdruck einer Haltung.

Bemerkenswert an diesen im Lauf des Lebens entstandenen inneren Einstellungen, Haltungen und Überzeugungen ist der Umstand, dass man sie weder sehen noch messen kann. Sie äußern sich ja erst durch die Art und Weise, wie eine Person all das, was ihr im Leben begegnet, bewertet und wie sie sich in bestimmten Situationen oder im alltäglichen Leben verhält.

Es gibt eine Vielzahl von Untersuchungen, die belegen, was jeder Mensch im Innersten seines Herzens weiß und was dennoch so vielen Menschen aufgrund der von ihnen gemachten Erfahrungen und der daraus entstandenen Haltungen so unendlich schwerfällt:

- Weniger essen und sich sorgfältig überlegen, was man isst.
- Sich mehr bewegen und die Möglichkeiten zur Steuerung des eigenen Körpers, auch der eigenen Beweglichkeit, erkunden.
- Sich an der Vielfalt und Schönheit der Welt begeistern.
- Sich die Freude am eigenen Nachdenken, am eigenen Entdecken und Gestalten, am Lernen und an der eigenen Weiterentwicklung nicht durch andere verderben lassen.
- Sich nicht an dem orientieren, was andere für wichtig halten, sondern das tun, was man selbst für wichtig erachtet, weil es dem entspricht, was wir mit der Vorstellung eigener Würde verbinden.
- Sich nicht davon abbringen lassen, nach dem Sinn seines Lebens zu suchen und ein Leben zu führen, das dieser Sinngebung entspricht.
- Seine Beziehungen zu anderen Menschen so gestalten, dass man mit diesen anderen gemeinsam über sich hinauswachsen kann, statt diese anderen zu benutzen, um sich in seiner Bedürftigkeit selbst zu stärken.

Für all das braucht man keine Medikamente, all das geht von ganz allein, wenn man sich öffnet und frei macht, um das wiederzufinden, was wir im Lauf unseres Lebens unter den gegenwärtig herrschenden Verhältnissen leider allzu leicht verlieren: die Freude am eigenen Entdecken und Gestalten, die wir alle schon bei unserer Geburt mit auf die Welt gebracht haben.

Dazu ist jeder Mensch zu jedem Zeitpunkt seines Lebens bis ins hohe Alter fähig. Aber es ist schwer, diese Freude allein wiederzufinden. Leichter fällt es, wenn man sich gemeinsam mit anderen auf den Weg macht, mit Partnern, Freunden, Kindern und Enkelkindern. Vielleicht sogar mit einer ganzen Hausgemeinschaft. Je unterschiedlicher diese Menschen sind, desto größer ist ihr gemeinsamer Schatz an Erfahrungen, und umso mehr können sie voneinander lernen. Für die Reaktivierung des neuroplastischen Potentials im Gehirn sind solche bunten, altersgemischten und Vielfalt bietenden Gemeinschaften sogar besser geeignet als die von Nonnen in einem Kloster.

Sie können heute noch damit beginnen, die Selbstheilungskräfte Ihres Gehirns zu stärken:

ES IST NIE ZU SPÄT, WENIGSTENS ETWAS GESÜNDER ZU LEBEN ALS BISHER

Wer nun aber meint, sein Leben völlig umkrempeln zu müssen, um sein Gehirn in einen etwas kohärenteren Zustand zu bringen und seine Selbstheilungskräfte zu aktivieren, ist schon wieder in eine Falle getappt. Niemand kann sein Leben von Grund auf ändern, aber jeder Mensch kann sich zu jedem Zeitpunkt seines Lebens dafür entscheiden, fortan anders zu leben als bisher. Etwas bewusster vielleicht, etwas achtsamer gegenüber sich selbst und auch gegenüber anderen. Mehr im Einklang mit sich und der Natur, zuversichtlicher und auch wieder etwas neugieriger.

Statt an jemandem vorbeizugehen, als wäre er Luft, können wir die andere Person auch anlächeln. Wir können andere einladen, ermutigen und inspirieren, sich auf eine neue Erfahrung einzulassen, statt ihnen zu sagen, was sie und wie sie etwas machen sollen. Es ist auch nicht so schwer, sich bei allem etwas mehr Zeit zu lassen und die Nahrungsmittel, die wir zu uns nehmen, sorgfältiger auszuwählen als bisher. Außerdem tut es gut, sich gelegentlich körperlich zu betätigen, und es schadet nichts, dabei ins Schwitzen zu geraten. Wer sich darauf einlässt, beginnt auch wieder, sich zu spüren. Und dann erwacht erneut die Freude am Sichbewegen, am Singen, Tanzen und Musizieren oder zumindest am Wandern oder Radfahren. Damit können wir noch heute beginnen. Und wenn wir uns in dieser Weise auf den Weg machen, entwickelt sich – von ganz allein – auch ein anderes Lebensgefühl als bisher. Unser Leben ändert sich damit ebenfalls von ganz allein. Es wird wieder freudvoller, liebevoller, auch würdevoller als bisher.

Wer anderen mit diesem Gefühl begegnet, wird außerdem erleben, wie ansteckend es ist. So ändert sich dann nicht nur das eigene Leben, sondern auch das Zusammenleben mit diesen anderen Personen. Es passt dann alles wieder besser, ist kohärenter geworden. Und wenn Sie selbst die Person sind, die das bewirkt hat, ist auch Ihr Kohärenzgefühl gewachsen. Vielleicht nicht gleich bis in den Himmel, aber doch so, dass in Ihrem Gehirn wieder etwas wachsen, auswachsen und sich neu verknüpfen kann.

Wer seinen Körper vernachlässigt, vernachlässigt auch sein Gehirn

Wie gut, dass wir ein Gehirn haben, mit dem wir vorausschauend denken, Probleme lösen, kreative Ideen entwickeln, uns erinnern und zeitlebens Neues hinzulernen können. Aber primär ist dieses erstaunlich vielseitige und enorm anpassungsfähige Organ für etwas ganz anderes verantwortlich. Und damit ist es auch tagein, tagaus und sogar nachts beschäftigt. Davon merken wir jedoch normalerweise nichts, weil es diese Hauptaufgabe ohne unser Zutun erfüllt: Es achtet darauf, dass wir lebendig und gesund bleiben. Zu diesem Zweck reguliert es ständig die in unserem Körper ablaufenden Prozesse. Dazu zählen nicht nur die koordinierten Muskelkontraktionen, die es uns ermöglichen, bestimmte Bewegungen auszuführen, zu laufen, zu sitzen oder auch gelegentlich einmal ganz still zu verharren, sondern auch alle anderen Vorgänge im Körper. Angefangen bei der Atmung, dem Herzschlag und dem Tonus der Blutgefäße über die Ausschüttung von Hormonen, die Verdauung, die körpereigene Abwehr bis hin zur Stoffwechselregulation – all das wird von den verschiedenen dafür zuständigen Schaltzentralen im Gehirn gesteuert. Besonders wichtig sind dabei die großen integrativen Regelsysteme: das kardiovaskuläre System, das neuroendokrine System, das periphere sympathische und parasympathische System, das Neuroimmunsystem und das neurogastrointestinale System.

Sobald irgendetwas im Körper durcheinandergerät, also inkohärent zu werden beginnt, sorgt das Gehirn dafür, dass geeignete Gegenregulationen in Gang gesetzt werden. Das geschieht unbewusst und meist auch unbemerkt, und es funktioniert normalerweise so perfekt, dass wir gesund, fit und lebensfroh bleiben – es sei denn, im Gehirn herrscht ein so großes Durcheinander, dass diese Abläufe gestört werden. Das ist beispielsweise immer dann der Fall, wenn wir Probleme mit uns herumschleppen, die wir nicht zu lösen imstande sind: Probleme in der Partnerschaft oder Familie, Probleme mit Nachbarn und Freunden oder in der Schule, in der Arbeit, im Altersheim. Allzu leicht entsteht unter diesen Bedingungen eine sich bis in tiefere Bereiche des Gehirns ausbreitende Inkohärenz. Die normalerweise für diese körperlichen Regulationsprozesse erforderliche Ordnung kommt ins Kippen. Vorübergehend mag das auszuhalten sein, langfristig gerät – auch auf der körperlichen Ebene – immer mehr außer Kontrolle, und über kurz oder lang wird man davon krank. Die Selbstregulation funktioniert nicht mehr; von der Fähigkeit des Gehirns zur Selbstheilung, Neuorganisation oder Regeneration ganz zu schweigen.

Wohl dem, der solch eine Schieflage noch rechtzeitig spürt und das belastende Problem abzustellen vermag. Letzteres ist bisweilen schwierig genug. Aber wer gar nicht bemerkt, dass ihm etwas nicht guttut, hat auch keine Veranlassung, nach einer Lösung zu suchen. Leider gibt es sehr viele Menschen, die das feine Gespür dafür, dass irgendetwas in ihrem Körper nicht stimmt, weitgehend verloren haben. Sie merken nicht, wenn dort etwas inkohärent geworden ist, und können deshalb auch nicht für Abhilfe sorgen. Unter Männern ist dieses Phänomen besonders weit verbreitet, für manche gehört es sogar zu ihrem Selbstverständnis. Ein richtiger Mann lamentiert doch nicht herum, wenn es irgendwo im Körper zwickt, meinen sie und gehen allzu oft noch nicht einmal dann zum Arzt, wenn es etwa wegen starker Schmerzen dringend geboten wäre.

Jede Störung körperlicher Abläufe und Reaktionen wird aber sehr schnell selbst wieder zur Ursache einer sich bis in das Gehirn ausbreitenden Inkohärenz, die dessen neuroplastisches Potential und die normalerweise vorhandene Regenerationsfähigkeit unterdrückt. Das alles begünstigt die Herausbildung einer Demenz. Deshalb ist es so heilsam, wenn es uns gelingt, unsere körperliche Empfindungsfähigkeit und damit unser Gefühl für den eigenen Körper wiederzuentdecken. Wer das verstanden hat, wird sich auch nicht länger darüber wundern, was alles zur Vermeidung oder gar zur Verbesserung dementieller Erkrankungen beitragen kann: Saunabesuche, Massagen, Tai-Chi-Übungen, Tanzen, Schwimmen, Wandern, Radfahren, Streicheln und Handauflegen, Fußpflege und sogar ein gut sitzender Zahnersatz.[16]

Aber nichts von alldem kann seine heilsame Wirkung entfalten, wenn es nicht aus eigenem Antrieb mit Umsicht (so, dass es passt und nicht zu einer weiteren Belastung führt) und mit Freude umgesetzt wird. Damit jemand – und vor allem jemand, der schon etwas älter geworden ist – die Lust an diesen körperlichen Erfahrungen für sich wiederentdecken kann, darf sie oder er von einer anderen Person nicht dazu gezwungen, darüber belehrt oder dazu abkommandiert werden. Eine heilsame Wirkung entsteht durch all diese Aktivitäten nur dann – und stärkt auch nur dann die Beziehung zum eigenen Körper und damit das Kohärenzgefühl –, wenn die oder der Betreffende es selbst ausprobieren will. Und dazu kann eine andere Person sie oder ihn eben nur einladen, ermutigen und inspirieren. Sonst funktioniert es nicht. So erklärt sich auch die Widersprüchlichkeit von Befunden über die Auswirkungen derartiger Aktivitäten. Wer so etwas nur deshalb macht, weil er sich zwanghaft davon etwas verspricht oder weil er sich dazu verpflichtet fühlt, wird kein neues Körpergefühl daraus entwickeln können oder imstande sein, es wiederzuentdecken. So jemand spürt ja oft auch gar nicht, dass irgendetwas in seinem Körper durcheinandergeraten, also inkohärent geworden ist. Unter diesen Umständen kann sich auch sein neuroplastisches Potential im Gehirn nicht entfalten.

Wer sich selbst nicht mag, neigt dazu, sich und andere zu verletzen

Es gibt viele Gründe, um unzufrieden mit sich selbst zu sein. Insbesondere ältere Personen, bei denen sich alle möglichen Gebrechen immer stärker bemerkbar machen und in deren Leben vieles nicht so geklappt hat, wie sie sich das vorgenommen, vorgestellt oder gewünscht hatten, entwickeln sehr leicht ein Gefühl eigener Unzulänglichkeit und werden unzufrieden mit sich selbst. Daraus erwächst freilich eine kaum abstellbare Quelle fortwährender Inkohärenz. Unter diesen Umständen kann sich im Gehirn auch kein neuroplastisches Potential mehr entfalten. Wer sich selbst nicht mag, spürt sich auch nicht und merkt oft auch gar nicht mehr, wie schön das Leben sein kann. Sie oder er verpasst so allzu oft all jene Momente, die einen Menschen glücklich machen und in ihm ein Gefühl der Dankbarkeit entstehen lassen. Wer sich selbst nicht mag, wird nicht nur das eigene Älterwerden als schwere Last empfinden.

Jemand, der keine gute Beziehung zu sich selbst hat, wird auch kaum in der Lage sein, eine konstruktive, seine Selbstheilungskräfte stärkende Beziehung zu anderen Personen zu entwickeln – nicht einmal zum Lebenspartner, zu den eigenen Kindern oder gar zu den heranwachsenden Enkelkindern. So jemand wird zum Griesgram. Und allzu oft wird diese Griesgrämigkeit zu einem Teil des eigenen Selbstverständnisses und der eigenen Identität. Ein solcher notorisch mürrischer Mensch ist deshalb auch schwer wieder für den Zauber des Lebens, für die Entfaltung eigener Potentiale zu begeistern; er wirkt so, als hätte er eine Mauer um sich herum aufgeschichtet. Aber auch diese Mauer ist durchdringbar. Nicht für jeden, aber für all jene, die es ernst mit dieser Person meinen, die sie mögen, und davon überzeugt sind, dass sich hinter dieser abweisenden Mauer etwas verbirgt, das sich zu entdecken und zugänglich zu machen lohnt.

Niemand entwickelt eine ablehnende Haltung gegenüber sich selbst und gegenüber anderen von ganz allein. Irgendetwas muss passiert sein, irgendetwas muss eine solche Person so tief verletzt haben, dass ihr die eigene Einmauerung als praktikable Lösung zur Überwindung ihres Schmerzes erschien. Und wer im Leben durch die Unachtsamkeit anderer Menschen schwer verletzt worden ist, kann nur aus der damals von ihr oder ihm gefundenen Lösung (»Ich bin wertlos, ich bin ein Versager, niemand mag mich«, »Ich hasse alle Menschen«) erlöst werden, wenn es jemanden gibt, der diese Person so, wie sie ist, also bedingungslos annimmt.

Leicht ist das nicht, aber es geht. Jedenfalls dann, wenn man die betreffende Person wirklich mag. Ganz allein, womöglich gar in einem Altersheim, wird sie es nicht mehr schaffen. Enkelkinder sind für solche griesgrämig gewordenen Menschen bisweilen die besten Therapeuten. Und wenn es einem solchen Griesgram gelingt, sein Herz wieder zu öffnen, beginnt in ihm auch das verlorengegangene Kohärenzgefühl und damit der eine oder andere Nervenfortsatz im Gehirn wieder zu wachsen.

Wer sich nicht mit anderen verbunden fühlt, bleibt auch mit seinen Problemen allein

Jeder Mensch kennt das Gefühl tiefster Verbundenheit. Jeder hat es als Grunderfahrung bereits mit auf die Welt gebracht und zumindest als Kind noch in sich getragen. Auch wenn es später im Leben immer wieder verletzt worden ist, bleibt es als zutiefst menschliches Grundbedürfnis zeitlebens erhalten. Den Schmerz darüber, nicht dazugehören zu dürfen, von anderen ausgegrenzt und abgewiesen zu werden, können wir ja nur deshalb spüren, weil das Empfinden und Erleben dieser frühen Verbundenheitserfahrungen als inneres Bild tief im Gehirn verankert ist. Und deshalb ist dieser seelische Schmerz ebenso wie jeder körperliche Schmerz Ausdruck einer im Inneren entstandenen Inkohärenz.

Es tut weh, wenn andere uns ablehnen, nicht ernst nehmen oder uns gar zu Objekten ihrer Erwartungen und Bewertungen, ihrer Belehrungen und Beurteilungen, ihrer Maßnahmen und Anordnungen machen. Das kränkt uns, und oft genug macht es uns irgendwann auch wirklich krank. Im Gehirn kann sich unter solchen Bedingungen auch kein regeneratives, neuroplastisches Potential mehr entfalten.

Wer auf diese Weise oft genug durch andere Personen verletzt und gekränkt worden ist, kann freilich nicht dadurch gesunden, dass ihm jemand sagt, er solle endlich aufhören, sich zu ärgern, oder es sei Unsinn, schon wieder so eingeschnappt zu sein. Ein in seinem Zugehörigkeitsbedürfnis verletzter Mensch braucht aufrichtige und liebevolle Zuwendung, keine guten Ratschläge. Er möchte als Subjekt, als wertvolle und einzigartige Person gesehen werden und nicht zum Objekt von Fürsorge- und Dienstleistungen gemacht werden.

Oft ist es traurige Realität, dass niemand kommt, der einer solchen, mit ihrer Kränkung alleingelassenen

Person auf eine liebevolle, zugewandte und ermutigende Weise zu begegnen bereit oder imstande ist. Trotzdem hat diese Person immer noch die Möglichkeit, sich zu entscheiden, wie sie dieses Problem lösen will. Sie kann weiter darüber betrübt, gekränkt und verletzt sein, von anderen nicht gesehen, nicht ernst genommen oder gar ausgeschlossen zu werden. Sie kann sich aber auch dafür entscheiden, einen Versuch zu wagen, um dieses krankmachende Beziehungsmuster zu durchbrechen. Durch ein Lächeln beispielsweise, das sie einem anderen Menschen schenkt. Oder durch eine kleine Geste, mit der sie ihn einlädt, sich zu ihr zu setzen. Es reicht auch oft schon ein kleiner Gruß oder ein banales »Danke«, um diesen anderen aufzuwecken und daran zu erinnern, dass da ein lebendiger Mensch und kein gefühlloses Objekt vor ihm steht. Vielleicht gelingt es nicht gleich beim ersten Mal, aber es ist höchst wahrscheinlich, dass nicht allzu viele derartige Versuche, auf einen anderen zuzugehen, nötig sind, bis jemand dieses Signal versteht. Mit etwas Glück wird daraus eine Begegnung, und jede Begegnung bietet die Chance, dass sich die Sehnsucht zweier Menschen nach Verbundenheit erfüllt.

Sobald ein bislang ungestilltes tiefes Bedürfnis gestillt werden kann und ein lange gehegter Wunsch in Erfüllung geht, verwandelt sich die bis dahin im Gehirn herrschende Inkohärenz in einen deutlich spürbar kohärenteren Zustand. Und auf diese Weise wird aus einer Kränkung eine Gesundung.

Wer seine Lust am Lernen verloren hat, hat auch keine Lust mehr auf das Leben

Es ist keine belanglose Frage, sondern ein ernst zu nehmendes Problem mit nicht zu unterschätzenden Auswirkungen für die gesamte weitere Lebensgestaltung, ob es einem Menschen gelingt, seine angeborene Freude am Lernen (und damit an der eigenen Lebendigkeit) aufrechtzuerhalten. Leider geht vielen ihre angeborene Lernlust bereits sehr früh verloren, oft schon während der Kindheit. Ein recht gutes Indiz dafür ist es, wenn Kinder aufhören, frei und unbekümmert zu spielen oder ihren erwachsenen Bezugspersonen ständig neue Fragen zu stellen. Denn spielend und fragend erkunden sie die Welt und erleben sich dabei als Gestalter ihrer eigenen Lernprozesse, das heißt als einzigartige Subjekte.

Daran werden sie gehindert, sobald jemand ihnen etwas beizubringen, sie zu belehren, zu unterrichten versucht. Dann erleben sie sich nicht mehr als Gestalter ihrer eigenen Lernprozesse; sie sind nun keine Subjekte mehr, sondern werden zu Objekten von Erziehungs- und Unterrichtsmaßnahmen, von Erwartungen und

Bewertungen gemacht. Sie fühlen sich dann nicht mehr in ihrer Einzigartigkeit gesehen und wertgeschätzt. Sie erleben das als schmerzhafte, unangenehme Erfahrung, haben also ein Problem, das sie lösen müssen.

Alle Kinder lernen früher oder später, was sie tun müssen, um dieses unangenehme Gefühl zu überwinden. Manche versuchen es, indem sie den Spieß einfach umdrehen und ihre Belehrer und Erzieher selbst wieder zum Objekt machen – zunächst ihrer Bewertungen (»Blödmann!«, »Idiot!«), später auch ihrer Handlungen (andere manipulieren, hintergehen, ausnutzen). Wenn das funktioniert, löst es ebenfalls immer ein Gefühl aus, und zwar Befriedigung, in seiner Steigerung Triumph. Es geht um Unterwerfung, um das Erlangen von Kontrolle und Einfluss, von Macht über andere Personen. Mit der Freude am Lernen, mit der ursprünglichen Offenheit für alles, was es zu entdecken und gestalten gibt, hat dieser Entwicklungsweg nichts mehr zu tun, auch wenn er bisweilen zu beeindruckenden Leistungen und Erfolgen Einzelner – auf Kosten anderer – führt. Und indem sich dabei das ursprüngliche Gefühl der Freude am Lernen in ein Gefühl der Befriedigung und des Triumphes verwandelt, verschwindet auch die Freude am Leben. Dann geht es auch im Alltag nur noch um Befriedigungen und gelegentliche Triumphe – sei es auch nur bei der »Schnäppchenjagd« aus dem Sortiment der Sonderangebote.

Manchen Kindern gelingt es offenbar nicht so leicht, ihre Eltern, Erzieher oder Lehrer zu Objekten ihrer eigenen Bewertungen und Handlungen zu machen. Sie machen sich lieber selbst zum Objekt. Sie erklären sich selbst für zu dumm, halten sich für nicht liebenswert, für nicht gut genug; betrachten sich gar als Versager. Auch das ist eine geeignete Strategie, um den Schmerz und die Kränkung zu überwinden, die sie empfinden, wenn sie sich nicht als Subjekte gesehen und wertgeschätzt, sondern als Objekte der Belehrungen, Absichten, Bewertungen oder gar Maßnahmen anderer Personen behandelt fühlen. Auch das, also sich selbst als Objekt zu betrachten, können Kinder und auch noch Erwachsene lernen. Das damit verbundene Gefühl hat mit Lernfreude allerdings ebenfalls nichts zu tun. Aber es ist besser auszuhalten als der Schmerz. Wir haben dafür keine gute Bezeichnung, vielleicht passt Gleichgültigkeit noch am besten. »Mir ist alles egal, ich mag mich selbst nicht« wird dann zum vorherrschenden Lebensgefühl. Es ist eine fatale Einstellung, denn jemand, der sich selbst zum Objekt gemacht hat, erlebt sich auch nicht mehr als aktiver Gestalter. Er oder sie hat dann keine gute Beziehung zu sich selbst, mag sich und oft auch die eigene Körperlichkeit nicht mehr und hat daher enorme Probleme bei der Gestaltung seiner Beziehungen zu anderen Menschen.

Welche der beiden Strategien ein Mensch schon als Kind und später als Erwachsener gefunden hat und künftig zur Gestaltung seines Lebens und seiner Beziehungen zu anderen Menschen (und meist auch zu anderen Lebewesen) einsetzt, ist nicht entscheidend. Entscheidend ist, ob es dieser Person später im Leben noch gelingt, ihre verlorengegangene Freude am Lernen, am eigenen Entdecken und am gemeinsamen Gestalten wiederzufinden.

Mit dem Lösen von Kreuzworträtseln, Sudokospielen und anderen Lerntrainingsmethoden und Beschäftigungstherapien wird das jedoch nicht gelingen. Unser komplexes und leistungsfähiges Gehirn ist nicht dazu da, dass wir es mit Nebensächlichkeiten beschäftigen, die mit dem, worauf es im Leben ankommt, nichts zu tun haben. Wir lernen, um kompetente Gestalter unseres eigenen Lebens und des Zusammenlebens mit anderen zu werden. Das aber kann uns nur gelingen, wenn wir bereit sind, uns auf all das einzulassen, was dieses Leben an Überraschungen, an Enttäuschungen, an Problemen und Konflikten, an Wundern und bisweilen auch an Widerwärtigkeiten bereithält. Mit dieser Vielfalt des Lebendigen werden wir nicht nur in Lehranstalten und Bildungseinrichtungen konfrontiert, sondern vor allem im Hier und Jetzt, in diesem Moment und überall, wo es andere Menschen und andere Wesen gibt, die ebenfalls (noch) lebendig sind.

Alles verändert sich, alles entwickelt sich, alles fließt. Aber an all jenen, die versuchen, am Ufer stehen zu bleiben, fließt dieser große Lebensstrom ständig vorbei. Wir müssten also bereit sein, in diesen großen Fluss hineinzuspringen. Nur indem wir uns selbst zum Teil dieses Stromes machen, kann in unserem Gehirn dieses einzigartige Gefühl dafür entstehen, was es heißt, lebendig, mit dem Fluss des Lebens kohärent zu sein. Und dazu gehört eben auch das Älterwerden. Dement wird man davon jedenfalls nicht.

Wer sich nicht bewusst macht, wer er sein will, kann sich nur verlieren

Unser Gehirn hat – um Energie zu sparen – eine sehr intelligente Arbeitsweise entwickelt. Es hält sich nicht an den vielen Details fest, die es alle zu lenken und zu regulieren hat, sondern versucht stattdessen, aus all diesen Einzelaktivitäten immer wieder ein übergeordnetes Konzept zu entwickeln. Darin werden zunächst alle Einzelheiten, die irgendwie zusammenpassen, miteinander verbunden und als eine konzertierte Leistung umgesetzt. Hirnforscher bezeichnen dies als Prozess der Herausbildung übergeordneter Vernetzungsmuster. Umgangssprachlich nennen wir diese im Gehirn entstandenen Metamuster innere Bilder.

Nehmen wir als Beispiel den Schluck aus einer Tasse. Wie das geht, haben wir alle als Kinder gelernt, und dabei hat sich in unserem Gehirn eine Vorstellung, ein Muster, also ein inneres Bild dieses gesamten Bewegungsablaufes herausgeformt. Wenn wir jetzt einen Schluck Kaffee oder Tee trinken wollen, wird dieses innere Bild im Gehirn aktiviert, und die vielen dazu erforderlichen Muskelkontraktionen in Hand, Arm und Schulter werden von diesem übergeordneten Muster ganz von allein ausgelöst, gelenkt und korrigiert. So funktioniert das im Gehirn aber nicht nur bei der Steuerung komplexer Bewegungsabläufe. Auch ganze Verhaltensweisen werden durch entsprechende übergeordnete Muster gelenkt, die aufgrund vorangegangener Lernprozesse im Gehirn verankert sind. Die auf dieser Ebene wirksamen inneren Bilder nennen wir im Deutschen innere Einstellungen oder Haltungen. Erworben werden sie durch Erfahrungen. Manche Haltungen werden auch von emotional nahestehenden Bezugspersonen, von wichtigen Vorbildern, übernommen. Die Freude am eigenen Gestalten ist zum Beispiel eine solche Haltung – oder der Fremdenhass. Es handelt sich hierbei um übergeordnete, fest im Gehirn verankerte Muster, die als innere Bilder ausschlaggebend dafür sind, wie sich die betreffende Person verhält, worauf sie achtet, was ihr wichtig ist, worum sie sich kümmert, aber auch, was sie gar nicht erst versucht, was sie nicht interessiert und wofür sie sich dann auch nicht einsetzt.

Diese inneren Einstellungen und Haltungen werden ihrerseits durch ein noch komplexer im Gehirn verankertes übergeordnetes Muster gelenkt. Es wird ebenfalls erst im Lauf des Lebens erworben. Wir haben dafür in unserer Sprache keinen eindeutigen Begriff und bezeichnen dieses Metakonzept meist als Selbstbild, manchmal auch als eigene Identität oder als die Vorstellung einer eigenen Würde, die eine Person für sich entwickelt hat. Im weitesten Sinne handelt es sich dabei um eine Vorstellung davon, *wer ich bin*. Sie schließt aber gleichzeitig ein, was für ein Mensch wir sein wollen, woran wir uns also in unserem Leben und bei unseren Entscheidungen orientieren.

Es ist zwar so, dass jeder von uns ein solches Metakonzept von sich selbst herausbildet, das in seinem Gehirn verankert ist, aber nur sehr wenige Personen versuchen, sich dieses innere Bild auch bewusst zu machen. Doch nur dann, wenn es uns bewusst ist, wer wir sein wollen, beginnen wir auch, unser Leben, unser Zusammenleben mit anderen Menschen, auch mit anderen Lebewesen, nach diesem inneren Bild zu gestalten, das wir uns von uns selbst gemacht haben.

Um es etwas konkreter zu fassen: Eine Person kann sich dafür entscheiden, entweder ein Hassprediger oder ein Friedensstifter sein zu wollen. Bestimmte Haltungen wie Offenheit, Liebenswürdigkeit oder Mitgefühl kann ein Hassprediger nicht gebrauchen, er wird sie deshalb unterdrücken oder nur eingeschränkt in Bezug auf seine jeweilige Anhängerschaft zulassen. Er wird außerdem all jene Personen, die seine Überzeugungen nicht teilen, wie Objekte behandeln, sie demütigen, entwerten und ausgrenzen. All jene, die sich als seine Anhänger zur Verfügung stellen, wird er als Objekte zur Durchsetzung seiner Interessen benutzen, sie sozusagen bei der Stange halten, manipulieren, für seine eigenen Ziele und Zwecke einspannen. Er wird damit in jeder Hinsicht genau das Gegenteil dessen tun, worum sich eine Person bemüht, die sich dafür entschieden hat, Friedensstifter zu sein. Diese wird immer versuchen, anderen Personen, auch denen, die andere Meinungen vertreten, andere Einstellungen haben oder aus anderen Kulturkreisen kommen, von Subjekt zu Subjekt zu begegnen. Das heißt mit Respekt und in dem Bemühen, Konflikte und Probleme gemeinsam zu lösen. Statt sie zu Objekten ihrer Erwartungen, Bewertungen und Absichten zu machen, wird eine solche Person versuchen, diese anderen einzuladen, zu ermutigen und zu inspirieren, sich auf das Leben und die Möglichkeiten, die es bietet, einzulassen.

Haben Sie sich schon entschieden, ob Sie nicht lieber so ein Friedensstifter sein wollen? Die Nonnen, von denen schon so viel die Rede war, haben eine solche Entscheidung getroffen, und daraus schöpften sie dieses nachhaltige Kohärenzgefühl, das ihr Leben kennzeichnete.

Hier draußen, außerhalb der Klostermauern, fällt uns eine solche Entscheidung ziemlich schwer. Zu viel stürmt auf uns ein, was wir weder verstehen noch gar selbst gestalten können. Zu viel von dem, was wir tagtäglich erleben oder über die Medien erfahren, erscheint uns sinnlos. Mit zu vielen Leuten wollen wir lieber nichts zu tun haben. Deshalb sind wir auch so weit weg von dem Gefühl, im Einklang mit uns selbst, mit anderen Menschen, auch mit der Natur leben zu können. Viele von uns hier draußen haben vielmehr das Gefühl, immer nur aushalten und durchhalten zu müssen, statt das Leben in all seiner Vielfalt und all seinen Möglichkeiten, die es uns bietet, genießen zu können. Unter solchen Bedingungen kann dann auch im Gehirn kein neues Netzwerk zur Nutzung all dieser Möglichkeiten aufgebaut werden.

Wer sich nicht entscheidet, wofür er leben will, kann sich nur verirren

Eng verbunden mit diesem übergeordneten Metakonzept, diesem inneren Bild davon, was für ein Mensch jemand sein oder werden will, ist ein zweites, das ebenso Orientierung für die eigene Lebensgestaltung bietet. Auch das entsteht von ganz allein im Gehirn. Es kann wiederum nur als eigene Orientierungshilfe wirksam werden, wenn sich eine Person bewusst dafür entscheidet, es anzunehmen und im täglichen Leben umzusetzen. Dazu müsste sie für sich die Frage beantworten, wofür sie das Leben, das ihr geschenkt worden ist, eigentlich nutzen will. Sie müsste also bewusst versuchen, ihrem Dasein einen Sinn zu verleihen.

Die Nonnen haben das bereits beim Eintritt in das Kloster für sich entschieden. Uns hier draußen hingegen fällt die Entscheidung, wofür wir leben wollen, enorm schwer. Sie passt nicht in unsere bunte Lebenswelt mit all ihren verlockenden Angeboten, den vielfältigen Möglichkeiten und den ständigen Versuchen, unsere Aufmerksamkeit einzufangen, die das Kennzeichen einer Konsumgesellschaft sind. Wer jedoch weiß, wohin er will, lässt sich nicht mehr so leicht vom Weg abbringen. Und wer für sich entschieden hat, wofür er leben will, ist für alle Werbestrategien und Aufmerksamkeitserheischer ein Totalausfall.

Deshalb ist die Frage nach der Sinngebung des eigenen Daseins in unserem Kulturkreis zu einem Tabu geworden. Sie darf nicht von allzu vielen Menschen gestellt und erst recht nicht von allzu vielen Menschen für sich selbst beantwortet werden. Sonst geriete die Stabilität unseres gegenwärtigen gesellschaftlichen Systems in allergrößte Gefahr. Aber indem wir dieser Frage ausweichen, geraten wir in Gefahr, in unserem Leben die Orientierung zu verlieren. Dann fehlt uns der innere Kompass, der unserem Denken, Fühlen und Handeln eine Richtung verleiht. Und dann kann in uns auch kein Gefühl entstehen, das uns sagt, ob wir noch im Einklang mit uns selbst sind.

Ein aufklärender Blick zurück:

DAS KOHÄRENZGEFÜHL STÄRKEN

Lassen Sie uns zum Schluss noch eine Prognose wagen. Wir hatten ja herausgearbeitet, dass dementielle Erkrankungen dann entstehen, wenn die im Gehirn stattfindenden Abbauprozesse nicht oder nicht mehr effizient genug durch entsprechende regenerative, neuroplastische Umbau- und Wiederaufbauprozesse ausgeglichen werden können. Als Ursache für den Verlust dieser normalerweise vorhandenen Regenerationsfähigkeit des Gehirns hatten wir ungünstige Bedingungen unserer gegenwärtigen Lebensgestaltung und unseres Zusammenlebens beschrieben. Sie haben zur Folge, dass uns vor allem mit zunehmendem Lebensalter genau das verlorengeht, was unser Gehirn braucht, um dieses neuroplastische Potential, also seine Selbstheilungskräfte, optimal entfalten zu können: ein gut ausgeprägtes Kohärenzgefühl. Wie gut dieses Gefühl entwickelt werden kann, hängt von den positiven Erfahrungen ab, die von den Menschen eines bestimmten Kulturkreises im Lauf ihres Lebens bei der Bewältigung von Problemen und Schwierigkeiten gemacht werden. Deshalb lässt sich jetzt schon vorhersagen, dass die Häufigkeit dementieller Erkrankungen abnehmen wird, sobald es immer mehr Menschen auch beim Älterwerden gelingt, ihr Leben und ihr Zusammenleben in der Gemeinschaft mit anderen so zu gestalten, dass ihr Kohärenzgefühl wieder gestärkt wird. Dass das möglich ist und wie das möglich ist, haben wir beschrieben. Die Generation der heutigen Senioren unterscheidet sich schon jetzt ganz beträchtlich von der ihrer Eltern. Sie bezeichnen sich oft selbst als »Golden Agers«, und viele von ihnen erleben sich als aktive und selbstbewusste Gestalter ihres Lebens im »Ruhestand«. Sie übernehmen ehrenamtliche Aufgaben, kümmern sich um irgendetwas, das ihnen am Herzen liegt, und blühen dabei förmlich auf. Nie zuvor waren die Wanderwege und die Radwege, die Kino- und Konzertsäle von so vielen älteren Menschen bevölkert, wie das gegenwärtig bei uns der Fall ist.

Der große gesellschaftliche Wandel hin zu einer gesünderen, erfüllteren und zufriedeneren Lebensweise ist also längst im Gang. Und so verwundert es auch nicht, dass die ersten statistischen Erhebungen – im

Gegensatz zu allen bisherigen Prognosen und Befürchtungen – nun erstmals auch schon einen Rückgang der Häufigkeit von dementiellen Erkrankungen festgestellt haben.[17]

Es klingt sonderbar, aber in gewisser Weise erinnert das, was wir am Beispiel dementieller Erkrankungen verfolgen können – vom Auftauchen der ersten Demenzfälle über deren ständige Zunahme bis zu dem sich jetzt in den ersten Ländern abzeichnenden Rückgang dementieller Erkrankungen –, an das Auftauchen, die anschließende epidemische Ausbreitung und das nachfolgende allmähliche Abflauen von Pesterkrankungen im mittelalterlichen Europa. Auch deren Ursachen waren damals unbekannt; auch für sie wurde anfangs alles Mögliche verantwortlich gemacht; auch deren Ausbreitung erschien als ein schicksalhaftes und unabwendbares Geschehen. Als endlich das Pestbakterium als Erreger dieser Erkrankung nachgewiesen werden konnte, schien die Ursache der Plage aufgeklärt zu sein.

Aber war es wirklich dieses winzige Bakterium, das für das Massensterben der Menschen in den mittelalterlichen Städten verantwortlich war? Oder waren es nicht vielmehr die Flöhe, die damals in den Wohnungen und Betten der Menschen zuhauf umhersprangen und den Erreger durch ihre blutsaugenden Stiche so effizient auf die Menschen übertrugen? So viele Rattenflöhe hatte es ja nur deshalb gegeben, weil in den

Städten eine Unmenge von Ungeziefer hauste. Also waren doch letztlich die vielen Ratten für diese sich ausbreitenden Pestepidemien verantwortlich. Aber weshalb gab es damals solche Rattenplagen?

Die Bevölkerung in diesen mittelalterlichen Städten hatte noch nicht gelernt, ihr Zusammenleben so zu organisieren, wie das zur Vermeidung solcher Plagen notwendig war. Sie waren zwar schon seit einigen Generationen vom Land in die Städte gezogen, aber sie lebten dort praktisch fast genauso weiter wie zuvor auf ihren Dörfern – mit Ziegen und Kühen, Mist- und Müllhaufen, aber ohne Stadtreinigung, Abfallentsorgung und was es sonst noch bedarf, um einer ausufernden Rattenvermehrung Einhalt zu gebieten. Die Menschen mussten erst lernen, wie das Leben in der Stadt funktioniert und was dort nicht mehr so wie früher gemacht werden kann. Sie standen also damals am Anfang einer grundlegenden Veränderung ihrer bisherigen Lebensweisen und Gewohnheiten. Die Pestepidemien waren gewissermaßen der durch ihre bisherige Lebensweise selbst heraufbeschworene Lehrmeister, der ihnen auf schreckliche Weise ganz allmählich bewusst machte, worauf es in diesem städtischen Zusammenleben ankam. Es war eine schwierige Lektion mit unglaublich vielen Opfern, aber die Überlebenden und deren Nachkommen haben diese Lektion verstanden und ihr städtisches Zusammenleben an die notwendigen Erfordernisse angepasst.

So liegt also die Vermutung nahe, dass die rapide Zunahme dementieller Erkrankungen in den hochentwickelten Industriestaaten in der zweiten Hälfte des 20. Jahrhunderts – ähnlich wie die Pestepidemien im Mittelalter – ein Ausdruck dafür sind, dass etwas an der gegenwärtigen Lebensweise der Menschen in unserem Kulturkreis nicht passt. Dass wir nun in der heutigen Zeit auch wieder etwas an der Art und Weise, wie wir leben und wie wir unser Zusammenleben gestalten, verändern müssten, um auch dieser Plage ebenfalls Herr zu werden. Allerdings geht es jetzt nicht mehr um eine Verbesserung der hygienischen Zustände, sondern um das Wiederfinden eines Lebensgefühls, das sehr vielen Menschen angesichts unserer modernen, auf Effizienz ausgerichteten Lebensweise abhandengekommen ist. Menschen sind keine Maschinen, und unser Körper funktioniert auch nicht wie eine Maschine. Unser Gehirn ist auch kein Hochleistungsrechner, der umso bessere Leistungen erbringt, je mehr er mit Informationen und Algorithmen vollgepackt wird. Vielmehr sind es die Erfahrungen, die ein Mensch im Lauf seines Lebens macht, die er zu machen Gelegenheit bekommt und die er bisweilen eben auch zu machen gezwungen wird, anhand derer sich die in seinem Gehirn herausbildenden Vernetzungen und Verknüpfungen der Nervenzellen strukturieren. In einer Welt, in der das Leben der meisten Menschen davon bestimmt wird, auf irgendeine Art eine eigene Bedeutsamkeit zu erlangen und eine wichtige Rolle zu spielen, nicht zu den Verlierern zu gehören und sich auf Kosten anderer durchzusetzen, müssen zwangsläufig sehr viele Menschen sehr ungünstige Erfahrungen machen. Das gilt nicht nur für die Verlierer in diesem Wettbewerb um die besten Positionen. Das gilt auch für diejenigen, die daraus scheinbar als die Gewinner hervorgehen. Sie zahlen einen ebenso hohen Preis, fühlen sich gehetzt und ständig unter Druck gesetzt und versuchen, sich selbst ständig weiter zu optimieren und immer besser zu funktionieren. Das wird so weit getrieben, bis ihre Familien zerrüttet, ihre Freundschaften zerbrochen und sie selbst in einer Burn-out-Klinik gelandet sind. Spätestens dann verstehen sogar diese »Macher« die Welt nicht mehr, dann stoßen auch sie an die Grenzen der Gestaltbarkeit und beginnen an der Sinnhaftigkeit ihrer bisherigen Lebensentwürfe zu zweifeln.

Verstehbarkeit, Gestaltbarkeit, Sinnhaftigkeit, so lauten die drei salutogenetischen Grundprinzipien, die es einem Menschen ermöglichen, jenes Gefühl von Kohärenz zu entwickeln, das die Voraussetzung für die Aktivierung der im Körper angelegten Selbstheilungskräfte ist. Das Ausmaß, in dem diese Grundprinzipien für so viele Menschen in unserer hochentwickelten Informations- und Leistungsgesellschaft verletzt werden, ist mit dem Ausmaß der Rattenplagen in den Städten des Mittelalters durchaus vergleichbar. Der Rattenvermehrung konnten die Menschen damals Einhalt gebieten. Jetzt stehen wir vor der Herausforderung, dem um sich greifenden Verlust des Kohärenzgefühls etwas entgegenzusetzen. Wir können nur versuchen, besser als bisher zu verstehen, worauf es für ein sinnerfülltes Leben ankommt, und unser künftiges Zusammenleben dann auch dementsprechend gestalten.

ANHANG

Anmerkungen

1 Die Nonnenstudie als Originalveröffentlichung: David A. Snowdon, *Aging with Grace. What the Nun Study Teaches Us About Leading Longer, Healthier and More Meaningful Lives.* Bantam Books 2001. Mehr zur Nonnenstudie: www.dzd.blog.uni-wh.de/bahnbrechende-studien-aus-der-forschung-die-nonnenstudie/

2 Beschreibungen der von Alois Alzheimer erhobenen Befunde: Alois Alzheimer, Über eine eigenartige Erkrankung der Hirnrinde, in: Allg. Zeitschr. Psychiatrie 64: 146-148 (1907).
Siehe auch: Konrad Maurer/Ulrike Maurer, *Alzheimer. Das Leben eines Arztes und die Karriere einer Krankheit.* Piper 2000.
Weitere Informationen auf der Internet-Seite: www.deutsche-alzheimer.de/die-krankheit.html

3 Zur Geschichte der Demenzforschung: Beitrag von Axel Karenberg und Hans Förstl, in: Hans Förstl (Hrsg.), *Antidementiva*. Urban & Fischer 2003, S. 5-52.

4 Zur Geschichte der Syphiliserkrankung: www.pflege-und-medizin.de/Lehre/Mat/Geschichte/Geschichte%20der%20Syphilis.html

5 Eine Auswahl von Demenztests:
www.alz.org/alzheimers_disease_steps_to_diagno sis.asp
www.meduniwien.ac.at/Neurologie/gedamb/diag/diag09.htm
www.klinikum.uni-muenster.de/fileadmin/ukminternet/daten/kliniken/neurologie/Aktuelles/Demenzfortbildung_Oktober_2016/3_Demenztests_in_der_Praxis_-_Welche_Wann_Wie.pdf
www.alzheimer-forschung.de/alzheimer-krankheit/aktuelles.htm?showid=3159

6 Mehr zu den für Demenzforschung eingesetzten Finanzmitteln:
www.alz.org/news_and_events_104864.asp
http://www.alzheimers.net/2013-12-19/research-spending-vs-annual-care-costs/

7 Siehe zu neuropathologischen Veränderungen bei Demenz: Dennis W. Dickson/Roy O. Weller (Ed.), *Neurodegeneration. The Molecular Pathology of Dementia and Movement Disorders.* Wiley-Blackwell 2011; R. L. Bruckner, et al., *Molecular, Structural and Functional Characterization of Alzheimer's Disease: Evidence for a Relationship between Default Activity, Amyloid, and Memory,* in: J. Neurosci. 25: 7709-7717 (2014).

8 Detaillierte Übersichten zum Ablauf der Degenerationsprozesse im Gehirn von Demenzpatienten: Dan Silverman (Ed.), *PET in the Evaluation of Alzheimer's Disease and Related Disorders.* Springer 2009; Frederik Barkhoff, et al., *Neuroimaging in Dementia.* Springer 2011.

9 Wie Laien erklärt wird, wodurch eine Demenz entsteht: Wolfgang Maier u. a./Kompetenznetz Degenerative Demenzen (Hrsg.), *Alzheimer und Demenzen verstehen.* Trias, 2. Aufl. 2011; www.alzheimerandyou.de/welcome/was-passiert-im-gehirn/

10 Ausführliche Beschreibungen der Nonnenstudie und ihrer Ergebnisse: www. nunstudy.org – außerdem: David A. Snowdon: *Healthy Aging and Dementia: Findings of the Nun Study,* in: Annals of In-

ternal Medicine 139: 450-454 (2003); David A. Snowdon: *Aging with Grace: What the Nun Study Teaches Us About Leading Longer, 'Healthier and More Meaningful Lives.* Bantam Books 2001.

11 Übersicht und Beispiele hinsichtlich neuroplastischer Umbauprozesse: A. May, *Experience-Dependent Structural Plasticity in the Adult Human Brain,* in: Trends Cogn Sci. 15: 475-482 (2011); L. Jähnke: *The Plastic Human Brain,* in: Restor. Neurol. Neurosci. 27: 521-539 (2009); Gerd Kempermann, *Die Revolution im Kopf. Wie neue Nervenzellen unser Gehirn ein Leben lang jung erhalten.* Droemer 2016; Gerald Hüther/Stephan Doering/Ulrich, Rieger/Eckart Rüther/Gerhard Schüssler, *The Stress-Reaction Process and the Adaptive Modification and Reorganization of Neuronal Networks,* in: Psychiatrie Research 87: 83-95 (1999).

12 Anschauliche Beispiele für die Reorganisation im Gehirn von Schlaganfallpatienten: Jill B. Taylor, *Mit einem Schlag. Wie eine Hirnforscherin durch ihren Schlaganfall neue Dimensionen des Bewusstseins entdeckt.* Knaur, 2010; www.mpg.de/1236220/Behand lung_Schlaganfall

13 Befunde zum Zusammenhang zwischen Bildung und Demenz: www.aerzteblatt.de/nachrichten/65708/Framingham-Studie-Bildung-schuetzt-vor-Demenz – außerdem: S. Alladi, et al.: *Bilingualism Delays the Age of Onset of Dementia*, in: Neurology 10: 1212-1221 (2014).

14 Zur geringeren Erkrankungsanfälligkeit bei Mönchen und Nonnen: www.klosterstudie.de

15 Übersicht über das Fachgebiet der Salutogenese: Aaron Antonovsky, *Salutogenese. Zur Entmystifizierung der Gesundheit*. dgvt-Verl. 1997; Klaus Jork, *Das Modell der Salutogenese von Aaron Antonovsky*, in: Klaus Jork/Nossrat Pesechkian (Hrsg.), *Salutogenese und Positive Psychologie*. Hogrefe (Huber), 2. Aufl. 2006, S. 17-25.

16 Hinweise auf die Wirksamkeit präventiver Maßnahmen und Heilungserfolge bei Demenzpatienten:

– Ordentlich sitzender Zahnersatz: Y. Fujii: *Two Cases of Severe Dementia Showing Dramatic Improvement after Denture Placement*, in: Ad. Alzheimer's Disease 5: 46-52 (2016).
– Kognitives Training: G. E. Smith/P. Housen/K. Yaffe/R. Ruff/R. F. Kennison/ H. W. Mahn-

cke/E. M. Zelinski, *A Cognitive Training Program Based on Principles of Brain Plasticity. Results from the Improvement in Memory with Plasticity-Based Adaptive Cognitive Training (IMPACT) Study*, in: J Am Geriatr Soc. 57:594-603 (2009).

- Schlafverbesserung: A. C. Troussiere/ C. C. Monaca/J. Salleron/F. Richard/X. Delbeuck/P. Derambure/F. Pasquier/S. Bombois: *Treatment of Sleep Apnoea Syndrome Decreases Cognitive Decline in Patients with Alzheimer's Disease*, in: J Neurol Neurosurg Psychiatry 81: 211-218 (2014).
- Lebensstil und Ernährung: D. E. Bredesen, *Reversal of Cognitive Decline. A Novel Therapeutic Program*, in: Aging 6: 707-717 (2014); Michael Nehls, *Alzheimer ist heilbar. Rechtzeitig zurück in ein gesundes Leben*. Heyne 2015.

17 Zur Häufigkeit dementieller Erkrankungen:

- Gegenwärtiger Stand und bisherige Prognosen: 44 Mio., 2030: 76 Mio., 2050: 135 Mio. Fälle weltweit; Quelle: Organisation Alzheimer's Disease International: 2017. Siehe auch: www.welt.de/newsticker/dpa_nt/infoline_nt/wissenschaft_nt/article122623191/
- Erste Berichte über Rückgang dementieller Erkrankungen: In Großbritannien wurde statt der

für 2011 prognostizierten Prävalenz von 8,3 % nur eine Prävalenz von 6,5 % im Jahr 2011 nachgewiesen; Quelle: Lancet 382: 1405-1412 (2013).

- In den USA ging die Häufigkeit von Demenzerkrankungen von 11,6 % im Jahr 2000 auf 8,8 % im Jahr 2012 zurück, also um ca. 25 %; Quelle: JAMA International Medicine 177: 51-55 (2017).

Weiterführende Literatur

(eine Auswahl jüngerer Beiträge)

Tobias Esch, *Der Selbstheilungscode. Die Neurobiologie von Gesundheit und Zufriedenheit*. Beltz 2017.

Gerald Hüther, *Etwas mehr Hirn, bitte. Eine Einladung zur Wiederentdeckung der Freude am eigenen Denken und der Lust am gemeinsamen Gestalten*. Vandenhoeck & Ruprecht 2015.

Krista Warnke/Berthild Lievenbrück, *Momente gelingender Beziehung. Was die Welt zusammenhält*. Beltz 2015.

Barbara Strohschein, *Die gekränkte Gesellschaft. Das Leiden an Entwertung und das Glück durch Anerkennung*. Riemann 2015.

Viktor E. Frankl, *Es kommt der Tag, da bist du frei. Unveröffentlichte Texte und Reden*. Kösel 2015.

Joachim Bauer, *Selbststeuerung. Die Wiederentdeckung des freien Willens*. Blessing 2015.

Gerald Hüther/Christoph Quarch, *Rettet das Spiel! Weil Leben mehr als Funktionieren ist*. Hanser 2016.

Anselm Grün/Gerald Hüther/Maik Hosang, *Liebe ist die einzige Revolution. Drei Impulse für Ko-Kreativität und Potenzialentfaltung*. Herder 2017.

Christian Schubert, *Was uns krank macht, was uns heilt. Aufbruch in eine neue Medizin*. Fischer & Gann 2016.

Harald Heine/Elke Heine, *Befindensstörungen – Chronische Krankheiten – Altern.* Edition CO'MED 2009.

Annelie Keil, *Wenn Körper und Seele streiten. Die Psychosomatik des Alltagslebens.* Ariston 2004.

Hinweis

Jedes Buch hat eine Geschichte, und für jeden Autor gibt es gewisse Voraussetzungen und Hintergründe, die ihm das Abfassen seines Buchmanuskripts ermöglicht haben. Die Entstehungsgeschichte dieses Buches ist etwas ungewöhnlich. Sie beginnt vor etwa zwei Jahren mit einer Begegnung. Damals habe ich mit Ruediger Dahlke nach einer gemeinsamen Veranstaltung über mein Vorhaben gesprochen, ein Buch über dementielle Erkrankungen zu schreiben, in dessen Mittelpunkt die Nonnenstudie stehen sollte. Von ihm habe ich erfahren, dass er ebenfalls ein Buch zum Thema Demenz vorbereitet, in dessen Mittelpunkt die Bredesen-Studie steht, die gezeigt hatte, dass sich eine dementielle Symptomatik auch wieder deutlich verbessern kann. So entstand der Plan, die Erkenntnisse beider Studien in einem gemeinsam verfassten Buch zusammenzuführen. Allerdings mussten wir im Verlauf unserer Vorarbeiten feststellen, dass es sich hierbei um zwei in ihren Ansätzen sehr unterschiedliche Untersuchungen handelt. So gelangten wir schließlich zu der Überzeugung, dass diese beiden Studien getrennt voneinander dargestellt werden sollten, um die sich aus ihren Befunden ergebenden Implikationen hinreichend deutlich machen zu können. So ist nun zunächst dieses Buch entstanden. Das von Ruediger

Dahlke mit dem Titel »Das Alter als Geschenk« folgt in Kürze.

Was es mir ermöglicht hat, so ein Buch über Demenzen zu schreiben, war sicher auch der Umstand, dass ich bisher noch keine Angehörigen mit einer Demenzerkrankung begleitet, gepflegt und umsorgt habe. Meine Eltern sind neunzig Jahre alt und erfreuen sich immer noch am Leben, an ihrem Zuhause, dem Garten, ihren Kindern, Enkelkindern und Urenkeln. Die unbeschwerte Kindheit, an die ich mich gern erinnere und die sie mir ermöglicht haben, war sicher eine entscheidende Voraussetzung für die Entstehung dieses Buches. Auch ohne die liebevolle Begleitung und Unterstützung durch meine Frau und unsere Kinder wäre dieses Buch wohl nie zustande gekommen. Es war ein großes Glück, dass ich in meinem bisherigen Leben immer wieder mutige und kompetente Lehrer, Mentoren und Kollegen (beiderlei Geschlechts) gefunden habe. Ohne ihre Hilfe und ihr Vorbild hätte ich meinen Weg weder finden noch konsequent verfolgen können. Vielen sehr besonderen Menschen bin ich aber auch nur in ihren Büchern, Filmen und anderen Aufzeichnungen begegnet. Auch sie haben einen wichtigen Anteil am Zustandekommen dieses Buches. Und wenn es all die ermutigenden Rückmeldungen von Leserinnen und Lesern, von den Besuchern meiner Vorträge und den Teilneh-

mern meiner Seminare nicht gegeben hätte, wäre dieses Buch sicher auch nicht entstanden.
Bei all diesen Ermöglichern möchte ich mich an dieser Stelle deshalb sehr herzlich bedanken.

Register

(kursive Seitenzahlen beziehen sich auf den Anmerkungsteil)